眼科临床风险告知手册

顾 问 孙兴怀 吴峥峥
主 编 曾流芝 刘 鑫
编 委 陈 鸣 何 宇 杨 洋
李 蓓 辛 梅

中医古籍出版社
Publishing House of Ancient Chinese Medical Books

图书在版编目（CIP）数据

眼科临床风险告知手册 / 曾流芝，刘鑫主编 . — 北京：中医古籍出版社，2020.9

ISBN 978-7-5152-2155-7

Ⅰ . ①眼…　Ⅱ . ①曾…　②刘…　Ⅲ . ①眼病—医疗事故—风险管理—手册　Ⅳ . ① R771-62

中国版本图书馆 CIP 数据核字（2020）第 149179 号

眼科临床风险告知手册

曾流芝　刘鑫　主编

责任编辑　王晓曼

特约编辑　张　威　张　楚

封面设计　杨飞羊

出版发行　中医古籍出版社

社　　址　北京市东城区东直门内南小街 16 号（100700）

电　　话　010-64089446（总编室）010-64002949（发行部）

网　　址　www.zhongyiguji.com.cn

印　　刷　北京市泰锐印刷有限责任公司

开　　本　787mm×1092mm　1/16

印　　张　15　彩插 0.5

字　　数　242 千字

版　　次　2020 年 9 月第 1 版　2020 年 9 月第 1 次印刷

书　　号　ISBN 978-7-5152-2155-7

定　　价　45.00 元

主编简介

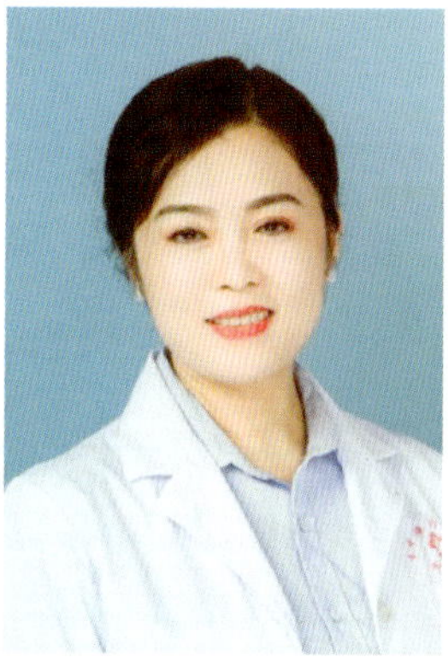

曾流芝，成都中医药大学附属成都中西医结合医院/成都市第一人民医院眼科主任，教授，硕士研究生导师。中国医师协会中西医结合医师分会眼科专业委员会委员，中华中医药学会中医眼科协同创新共同体执行委员会委员，中国医疗保健国际交流促进会华佗工程眼科分级诊疗联盟四川省中心指导专家组副组长，四川省医学会眼科分会专业委员会常委，四川省青少年近视防控中心专家组成员，成都康复医学会眼科专业委员会主任委员，成都市医学会眼科专业委员会副主任委员，成都市人口和计划生育服务专家委员会副组长，四川省女医师协会眼科专业委员会副主任委员，成都市整形美容质量控制中心专家库成员。长期从事临床工作，为美国 Huntington 医院、美国 Southern California Glaucoma Consultants 以及美国 Wills 眼科医院访问学者。擅长白内障、青光眼、角膜移植及眼表整形等手术，在四川省率先开展微创青光眼手术和生物工程角膜移植手术，发明专利 2 项，主编有《眼科手术基础与临床实践》和《眼科疾病诊治及防护》等专著。

主编简介

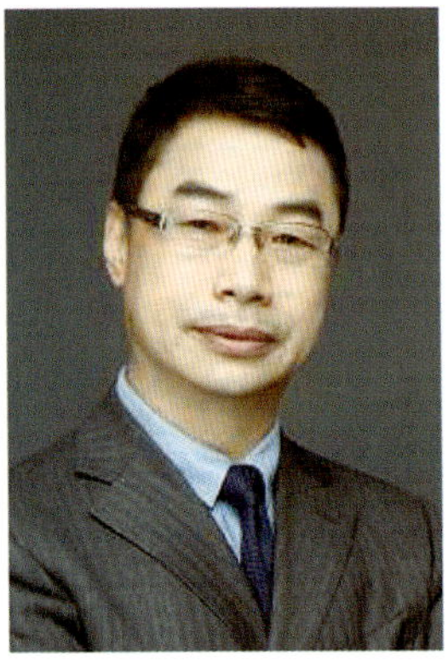

刘鑫，“2011 计划”司法文明协同创新中心教授，中国政法大学证据科学研究院教授、硕士研究生导师，中国政法大学医药法律与伦理研究中心主任。主要兼职：北京大学法学院硕士研究生导师，昆明医科大学、广州医科大学兼职教授。现任《证据科学》编辑部主任，《中国法医学杂志》编辑部主任，《中国卫生法制》编辑部副主任，《中国病案》编委，国家卫生健康委员会国家医学考试中心委员，中华医学会、北京医学会医疗事故技术鉴定专家库成员，中国研究型医院学会医药法律专业委员会副主任委员，中国法医学会医疗损害鉴定专业委员会主任委员，中国法医学会法医学专家委员会副主任委员。著有《医疗质量安全核心制度理论与实践》《医事法学》《医疗损害技术鉴定研究》《医疗利益纠纷——现状、问题与对策》《医疗侵权纠纷处理机制重建——现行〈医疗事故处理条例〉评述》等专著。

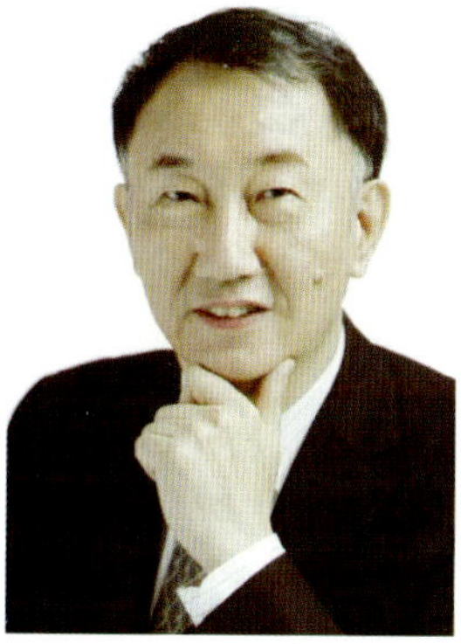

序　一

作为一名从事临床眼科已三十六年的医疗工作者，我对这本专业实用的《眼科临床风险告知手册》的出版感到十分欣慰。现今社会高速发展，经济水平提高，而医患纠纷却大大增多，甚至伤医事件层出不穷。此时，我更能感知到这些文字背后所凸显的法律，以及对医患双方的人文关怀。

仁心仁术是对医务人员的最高要求，然而社会舆论往往执着于对仁心的鼓与呼，却忽略了对仁术的张与弛。即便谈到仁术，也往往局限于对先进科技的关注。定义当今医疗之仁术，体系之健，机制之端，量度之前，治理之专，规制之法，更是应有之义。从这个角度来看，本书已给出了解惑之道，至少告诉了我们该如何应对和处理眼科疾病诊治过程中可能出现的麻烦和风险，以及医患关系和谐相处的方法。

我们需要清醒地认识生命机体的复杂和不确定性，即便当今生物科技的迅速发展，也远无法完全洞悉人体的奥秘。社会的进步发展，也依然存在着患者对医疗效果的完美追求与现行医疗手段十分有限之间的矛盾，再高明的医生其临床认知和掌控能力也是有限的。本着达到最好疗效的共同意愿，在整个诊疗过程中医患双方应相互理解、信任、配合，并且共同承担可能的医疗风险，方能获得满意的疗效。阮籍《通易论》有云："见险虑难，思患预防，别物居方。”明晰风险，才能防患于未然。告知沟通，才能相互理解。充分的医患沟通，何尝不能共同担当！显然，医患双方还应了解相关法律法规，履行应有的程序，以备发生意外或纠纷时，保留解决问题的客观依据，尤其要避免合情合理却不合法的行为。本书作者将丰富的临床经验与渊博的法律知识相结合，告诉了我们该怎么做。

科技的时代更需要秉持科学的精神。敬畏生命，敬畏职责，敬畏规章。医患信任，知易行难，这种信任不是媒体或舆论千呼万唤始出来，而是建立在实实在在、明明白白的规则、规章、规矩之上，一如本书二十余万字之细长。该书饱含了“大医精诚”的朴素情感，以及对使命与尊严的坚持和守望。医道与法道的聚心，医者与学者的合笔，让法意与人心同频共振，让理性与人性相得益彰。

如月之恒，如日之升；医治治医，殊途同归。是为序。

中华医学会眼科分会候任主委 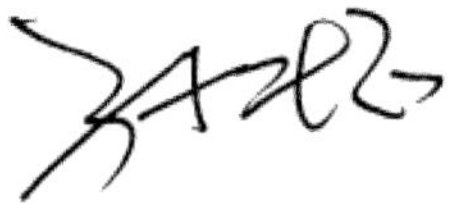

2020 年 1 月

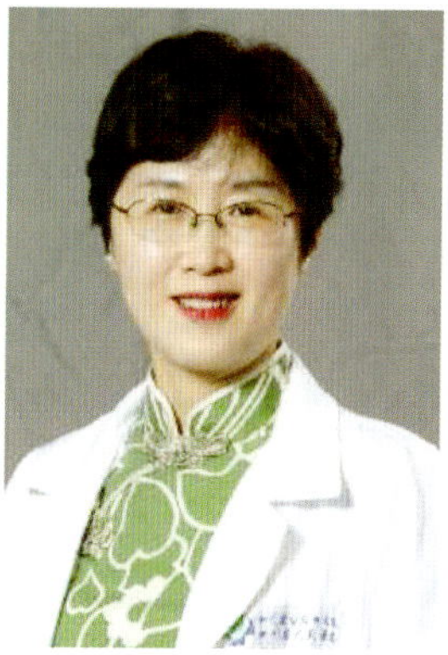

序 二

医者，仁术良心，悬壶济世，治病救人也。每一位医生都会把西方医学之父希波克拉底的誓言作为从业准则与规范——敬畏自然，敬畏生命，以人为本；敬畏操守，敬畏科学，遵章行医。几千年前的《黄帝内经》(《素问·汤液醪醴论篇第十四》)曰:“病为本，工为标。标本不得，邪气不服，此之谓也。”标，为患者；工，乃医生。这一深刻论述早就充分地阐明了医患之间的紧密关系。面对疾病，他们是一对共同体。这种朴素而自然的共同体在中国相拥前行了几千年而从未遭遇质疑与分裂。但人体科学极端复杂，人们对医学认知存在差异性，医疗技术及医疗服务尚不完美，患者对医疗效果诉求较为单一，患者对医疗维权意识觉醒但存在片面认识。种种因素，导致了当下的医患关系处于一个前所未有的尴尬境地，让人十分忧虑。作为医生，本是救死扶伤的白衣天使，却在不明真相的舆论旋涡中成了弱势群体。既要肩负患者的殷殷重托，又要时刻防范可能出现的天降横祸。医生们执业的心理压力几乎使他们不堪重负，如此情景堪称前所未有。

众所周知，眼睛是心灵的窗户，被喻为人的第二生命。同时，眼睛作为人体中最精密的“仪器”，又因其精巧深奥而让眼科医生更加小心，因此，临床眼科的重要性不言而喻。但是，患者总有“医生可以解决一切问题”和“眼睛的疾病不会致命”的认识误区，这样医患两者之间可能因为沟通不畅、医疗处置环节疏漏等原因而导致医患纠纷，甚至使医生遭遇巨大风险。如何能有效地预防这种风险，是临床医生和患者都需要了解和掌握的问题。因此，从这个意义上讲，曾流芝教授和刘鑫教授为眼科医生和眼科患者延续“亲密共同体”的关系指明了路径，那就是在“依法治国”的时代背景下，用法的精神和人文关怀来治病救人。

拥有丰富眼科临床理论与实践经验的医师，和多年从事医疗卫生法律、医疗风险研究的学者跨界合作。他们心怀责任，呕心沥血撰写本书，无私分享经验，将“医”与“法”规范在职业操守和法制轨道之内，既培训了医生，也教化了患者，旨在预防临床风险，涤荡医患内心的彼此不安，回归医者潜心钻研业务的本质与责任，给予患者一个安全信任的依据和理由。

其实，自从《汉谟拉比法典》出现之日起，西方人惯用法律和规章来解决很多问题，而中国人还缺少足够的法制意识，在医疗领域尤其如此。在医患关系中，从专业技术上讲，毫不讳言，因患者的专业知识和认知水平受局限，处于弱势；但从风险和舆论压力上讲，医生更处于弱势。《史记·扁鹊仓公列传》中所说的“骄恣不论于理，一不治也”，在现实社会中不可能出现。因此，针对眼科医生该如何做的问题，两位主编的心血力作提供了很好的应对范式。

曾流芝教授临床经验丰富，有在国内外知名眼科医院交流的经历，其宽广的视野和独到的学术见解，以及多年来对复杂眼科临床案例的见闻与感悟为本书的撰写提供了大量的素材；另一位合作者刘鑫教授是中国政法大学医学法律方面的专家，一直关注国内各种医疗纠纷，深谙相关的医学法律，他就如何规避医疗法律风险提出了很多真知灼见。我相信，本书会让我们临床眼科医师大受裨益，对于医学知识匮乏的患者而言，也有利于医学知识和素养的补足与提升。这对于全社会而言，也是另外一种意义上的医学科普。

作为眼科同行，我非常欣赏两位作者的专业精神和人文情怀，更为他们的无私奉献所折服。愿以此为序，同为共勉！

四川省医学会眼科分会主委 吴峥峥

2020年1月

前　言

医院工作的核心是医疗服务。提升医疗质量、保障医疗安全是医疗机构永恒的目标。患者来医院的目的就是接受到满意的医疗服务。随着社会的发展，生活水平的提高，人们接受医疗服务不再局限于疾病诊治，不再把诊断治疗效果作为评价“满意度”的唯一感性指标，还会把就医过程中的包括环境、服务、效率等与诊治疾病没有直接关系的因素也纳入评价体系中。患者对医疗品质的要求越来越高，医院管理者和医疗服务实施者必须不断改进工作，提高医疗品质，满足患者的这种正常的心理需求。这决定了医疗过程不再仅是医师埋头苦干，而是要求医务人员在对患者实施诊疗活动前、诊疗操作过程中、诊疗活动结束后，都应当以患者为中心，强化人文关怀的意识，与患者及其亲属进行充分有效的沟通，其中包括将患者的病情、医疗措施、替代医疗方案、医疗风险、医疗结果及疾病转归等信息予以告知和说明。

然而医疗工作又是不完美的，是有缺憾的。产生这种情况的原因很多，比如，人们对自我认识和了解仍然不足，对人体中的很多奥秘尚不知晓，对一些疾病的发生、发展的规律尚未能充分掌握，只能治愈部分疾病，对某些疾病的治疗仅为对症处理，并不能根治。再比如，医务人员对疾病的治疗存在明显的缺陷，对手术操作者的技术水平、专注程度要求很高，对手术的适应证要求很严，可能产生并发症，甚至可能发生医务人员难以预料的医疗意外等情况。

在临床工作中，永远存在患者对医疗效果的追求与医疗手段局限性之间的矛盾。其实，作为医疗行为的实施者——医务人员，也非常希望对患者的病症诊断明确、疗效完美，但现实情况可能非常残酷，临床上的种种风险超出了医务人员的认知能力和把控能力，在对患者实施治疗时可能出现各种不良后果。如果患者对这些与其期望的目标不一致的结果不能正确理解，常常会进行医疗投诉。有的病例还演变成医疗纠纷，甚至诉诸法律，出现旷日持久的医疗侵权诉讼。

为了让患者充分、理性地对待医疗结果，正确对待治疗和手术后出现的各种不良后果，也为了预防医疗纠纷、减少医疗诉讼，医务人员应当采取正确的方式和方法与患者及其亲属沟通，将医疗中存在的各种风险向患者及其亲属告知和说明。经过医务人员及时、准确、恰当、通俗地告知和说明，让患者及其亲属对医疗风险有了预期。当存在一定的心理准备之后，即使最终发生了不良后果，患者及其亲属也能坦然面对，从而减少医疗纠纷的发生，将医疗纠纷消灭在萌芽状态。2018 年 10 月 1 日实施的《医疗纠纷预防和处理条例》也是把医疗纠纷的预防放在首位，要求医疗机构及医务人员在医疗过程中要积极主动预防医疗纠纷。医疗风险的告知与说明是预防医疗纠纷的有效方法。

本书的两位主编，一位是有着丰富眼科临床理论与实践经验的医师，一位是多年从事医疗卫生法律、医疗风险研究的学者。本书结合多年眼科临床实践经验，尤其是结合了医疗法律法规，对眼科临床中的风险予以剖析。同时分享了多年来在临床工作中与患者及其亲属沟通的经验，也提供了一些知情同意书的范本，以飨读者。

编委会

2020 年 1 月 6 日

目　录

第一章

眼科临床风险

当今社会，各种风险已经影响到社会、单位、家庭乃至个人生活的方方面面。由于医疗活动本身具有对人体的侵袭性和医疗行为结果的不确定性，所以面临的风险更大。由于医疗风险往往对人的生命和健康构成威胁，因此医疗风险一旦发生，后果往往极其严重。

医疗风险具有普遍性、不确定性、客观性及可测定性四大特点，产生的原因也多种多样。在医疗服务进行的过程中，不同环节都可能诱发风险。如何提前有效规避风险是临床医生在工作中不可避免的永恒话题。

第一节　医疗风险

一、医疗风险的概念

医疗风险是指医疗机构及其医务人员在对患者实施医疗活动的过程中，医疗行为直接或者间接导致患者发生损害或伤残事件的可能性、诊治效果的不确定性，以及发生其他不安全事件的可能性。医疗风险在医疗过程中无处不在，医疗风险与医疗行为相伴相随，这是由医疗行为的特点决定的。医疗行为具有道德性、不确定性、专门性、侵害性和适法性。[①] 医疗机构的各个工作部门、各个工作环节都存在潜在的医疗风险。比如，医疗机构出于对自身利益的保护，有意或无意回避患者的正当要求而引发的风险；患者及其家属对医疗效果的期望值过高，当主观愿望与现实产生差距时，采取过激维权行为引发的风险；部分患者及家属缺少道德与诚信，进行无理取闹造成的风险；药品出现不良反应而引发的风险等。对于医疗风险，各医疗活动的参与者均很重视，医疗风险一旦发生，对医疗活动的参与各方均会产生不利影响，包括患者、医生、医院、药品和医疗器械生产厂家。在医疗实践中如何正确认知和管理医疗风险，提高医疗护理质量，解除医院和医务工作人员的后顾之忧，已经成为亟待解决的问题。

医疗风险，强调的是医疗行为实施过程中或者实施之后产生的与医疗行为实施

① 刘鑫．医事法学．第 2 版．北京：中国人民大学出版社，2014：11-14.

的目标不一致并对患者不利的结果的可能性，可以是治疗效果不理想，可以是产生了额外的损害，还可以是患者的经济损失等。但这种不利结果仅仅具有发生的可能性，并非必然发生或者已经发生的结果。如果对患者不利的结果已经发生，那就不是医疗风险，而是医疗损害。如果医疗机构及其医务人员有过错，意味着医疗机构将要承担法律责任。但由于仅仅是一种对患者而言的不利结果的可能性，医疗机构及其医务人员在医疗行为实施前、实施中、实施后，均应当引起充分重视，并采取相应的防范措施防止其发生。如果医疗机构及其医务人员在医疗行为实施前没有认识到该风险的存在，没有采取相应的防范措施予以预防，最终发生了对患者不利的结果，医疗机构应当承担相应的责任。从这个角度来说，知悉并识别医疗风险，采取措施预防医疗风险，是医疗机构及其医务人员的执业义务。

医疗风险还需要与医疗意外相鉴别。医疗风险应当包括医疗意外，但在医疗告知方面，由于认识的局限性，医务人员仅能告知患者医疗行为有产生“其他认识不到的意外发生的可能性”，不一定能讲清楚医疗意外的具体情形。医疗意外是一种特殊的意外事件。法律上的意外事件，是指行为在客观上虽然造成了损害结果，但不是出于行为人的故意或者过失，而是由于不能预见的原因所引起的。意外事件具有三个特征：一是行为人的行为客观上造成了损害结果，二是行为人主观上没有故意或者过失，三是损害结果由不能预见的原因所引起。医疗意外是指医务人员在从事诊疗或护理工作过程中，由于患者的病情或患者体质的特殊性而发生难以预料和防范的患者死亡、残疾或者功能障碍等不良后果的情况。在医疗意外的情况下，因为损害后果是患者自身体质原因和特殊病种结合在一起而突发的，而医务人员根据当时的情况，对可能产生的患者死亡、残疾或者功能障碍的不良后果根本不可能预料到，医务人员对损害结果发生不具有故意或者过失，即不存在过错。因此，医疗意外不属于医疗损害，医疗机构也不承担赔偿责任。

二、医疗风险的特点

（一）医疗风险的普遍性

无论是自然界还是人类社会，都面临各种各样的风险。人类的历史就是与各种风险相伴的历史。在当今社会，风险已经渗入到社会、单位、家庭乃至个人生活之中，涉及人们的方方面面。个人面临着生、老、病、死、意外伤害等风险，企业面临着自然风险、市场风险、技术风险、政治风险等，甚至国家和政府机关在国际交往中也面临各种各样的风险。由于医疗活动本身具有对人体的侵袭性、医疗行为结果的不确定性，所以面临的风险更大，而且医疗风险往往是对人的生命和健康构成威胁，因而医疗风险的一旦发生，后果极其严重。

（二）医疗风险的不确定性

无论医疗风险的危害有多大，医疗损害的后果有多么严重，医疗风险的发生仅仅是一种可能性，并非必然性，因而医疗风险具有很大的不确定性。医疗风险的这种不确定性表现在以下几个方面。其一，不能确定是否会发生医疗风险。就个体而言，医疗风险的发生是偶然的，是一种随机现象，具有不确定性。其二，不能确定医疗风险发生时间。虽然某些医疗风险必然会发生，但何时发生却是不确定的。例如，在某些病例中，患者的病情严重已经到了生命终末期，患者死亡是必然发生的，这是疾病发展的自然结果，但是由于病情发展的特殊性、患者体质的因素、医疗干预因素的影响，死亡结果何时发生却不可能确定。其三，医疗风险的不确定性还表现在医疗风险即使发生了也不能确定损害后果，即损失程度的不确定性。正是医疗风险总体上的必然性与个体上的偶然性相统一，构成了医疗风险的不确定性。这也给医疗风险的防范提供了需要和可能。

（三）医疗风险的客观性

医疗风险受到客观事物发生、发展规律的影响，受到人们主观认识和能力的影响，因而医疗风险是不以人的意志为转移的，是独立于人的意识之外的客观存在。例如，由于患者疾病症状千变万化，受到患者就诊时机、接诊医院、医师条件和能力的影响，虽然医务人员按照诊疗规范做了必要的检查，患者的疾病仍然有误诊、漏诊的可能，因此误诊、漏诊是不以人的意志为转移的客观存在。只要医务人员尽到了其应尽的诊疗义务即使仍然发生误诊、漏诊，医方不承担法律责任。因此，人们只能在一定的时间和空间内改变医疗风险存在和发生的条件，降低医疗风险发生的频率和损失程度，但医疗风险是不可能彻底消除的。正是医疗风险的客观存在，决定了对医疗风险采取措施并予以分散的必要性。所以目前医务人员执业都要求缴纳医疗责任保险，有的地方还开展了医疗意外保险业务。

（四）医疗风险的可测定性

医疗风险的发生是偶然的、不可预知的，但通过对同一类医疗行为中大量医疗风险事件的观察发现，医疗风险的发生往往具有一定的规律性。运用统计方法去处理大量相互独立的偶发医疗风险事件，可以比较准确地反映医疗风险的规律性。根据以往大量资料，利用概率论和数理统计的方法可测算医疗风险事件发生的概率及其损失程度，并且可构造出损失分布的模型，成为医疗风险评估的基础。因此，医疗机构对医疗不良事件进行上报、统计、分析，是非常必要的。医疗机构应当将医疗不良事件上报制度化、规范化、日常化，并且将医疗不良事件上报的统计结果运用于医疗质量和医疗安全管理之中，具有非常重要的现实意义。

三、医疗风险产生的原因

产生医疗风险的因素很多，归纳起来主要包括以下五个方面。[①]

（一）医学因素

医学科学具有局限性。医学科学是人类在同自然界作斗争的过程中，对疾病发生、发展、治疗的经验性总结。医学科学的发展受制于人们认识自然和改造自然的能力，它并不是一门完整的、完美的科学，尚未研究清楚的问题很多，难以干预、难以诊治的疾病也很多。医疗风险源于生命的复杂性与人类认识的局限性之间的矛盾，以及生命变化发展的无限性与人类解决问题能力的有限性之间的矛盾。我国医学科学技术较发达国家落后，一些行业规范和临床实践指南往往参照国外资料，但我们的医疗体系和医疗模式与国外有明显差异，同时疾病还存在明显的种族差异，一味照搬国外的医疗模式必然会增加医疗风险。

① 杨建伟．医疗风险的成因和处理策略．江苏卫生事业管理，2011，(6)：227-228.

（二）疾病因素

疾病的发生、发展具有复杂性、多变性，这是导致医疗风险存在的重要因素，由此容易引起对患者的误诊、误治。特别是近年来出现的一些新菌种、新病种，人们对它的病因和发病机制认识还不够，缺乏有效的干预和治疗方法，因此导致人们对诊治结果不满意，甚至对部分疾病尚无有效治疗办法。由于诊治结果与患者的预期出现偏差，医疗纠纷的产生明显增多。

（三）医方因素

医疗机构和医务人员是医疗活动的主体，由于客观条件和医务人员认知能力、技术水平有限，这对疾病的诊治效果会产生很大影响，因此产生了医疗风险。增加医疗风险的医方因素包括：其一，当前由于我国医疗管理的制度还不完善，落实不力；其二，基层医务人员技术水平有限；其三，医护人员专业分工过细、知识面较窄；其四，有的医务人员责任心不强，或是缺乏与患者及其家属的有效沟通，导致医患关系缺乏必要的信任；其五，有的医务人员受利益驱动，做出损害患者利益的事；其六，有的医务人员法律意识淡薄等。

（四）患方因素

患者是疾病的载体，医务人员对疾病的诊治是在患者配合的情况下通过患者的身体来实现的，如果患者对疾病的认识不到位，对医务人员的诊治行为缺乏配合，也会增加医疗风险。增加医疗风险的患方因素包括：其一，患方对医学知识和医学科学的特殊性缺乏了解；其二，对疾病的预后期望值过高；其三，患者的个体差异导致病症表现不典型，对诊疗行为的反应有差异等。

（五）社会因素

医疗活动具有社会性，一些社会因素也成了医疗风险的影响因素。增加医疗风险的社会因素包括：其一，一些针对医疗行业的国家法律、法规的颁布和实施使人们维权意识增强；其二，医疗纠纷的举证倒置降低了患者投诉的难度；其三，对患者是弱势群体的认识偏差；其四，部分媒体失实报道增加了医院的负面影响；其五，医保体制的覆盖及保障程度影响患者的就医需求。

第二节 眼科临床风险的特点和种类

一、眼科临床风险的概念

眼科临床风险是指眼科诊疗活动中存在的直接或者间接导致患者发生损害或伤残事件的可能性、眼科诊治效果的不确定性，以及发生其他不安全事件的可能性。眼科临床风险由眼科诊疗活动引发，但损害结果不限于患者的眼部。有的眼科临床风险会影响患者的其他器官，甚至危及患者生命。

眼科临床工作的风险非常大。由于眼睛对一个自然人来说具有极其重要的现实意义，一个双目失明的人，其工作、生活均会受到严重影响。同时在眼睛的周围还有一些重要的器官，这些器官与眼睛联系密切，而眼科疾病以及对这些疾病的临床治疗会影响到这些器官。既可能因同时存在这些器官的疾病而引起误诊，也可能在对眼睛治疗时损伤这些器官，从而导致这些器官功能受到影响。另外，眼科患者的年龄往往偏幼或者偏长，在诊疗过程中可能配合度差，对自己病症叙述不准确、不充分，这些也会影响到医师对患者病症的诊断和治疗。

二、常见的眼科临床风险

（一）眼科检查方面的风险

眼科检查是通过眼科医师的手法或者借助相应的眼科检查设备，对患者眼部进行的有针对性的检查，通过对检查获得的信息进行综合判断，为正确诊断和治疗提供依据。但是由于患者病情的特殊性、检查者技术和经验的局限性、检查方法操作规范性、仪器设备等原因，检查后可能会出现假阴性、假阳性的结果，从而造成误诊、漏诊，这是因患者病情的复杂性和检查手段的局限性所致，所以有时还需要做进一步的检查。即便如此，有时也不能做出完全正确的诊断。

（二）眼科疾病诊断方面的风险

眼科疾病在诊断方面存在一定的风险，其中主要是漏诊、误诊的风险。由患者病症的特殊性、患者就诊的时机、眼科临床工作的复杂性以及眼科医师自身的诊疗经验或者能力不足，甚至工作粗疏等因素引起。眼科漏诊、误诊，有时候还表现为对眼内异物的检查遗漏。患者遭受外界异物致伤，比如玻璃砸伤、霰弹伤等，医师在判断是否有异物存留眼内时，由于未能检查到异物而判断没有异物存留；或者在清理异物时，未能全部清理干净，而错误以为异物已清理干净，结果导致患者眼部反复感染、不适，多年以后才发现存留异物，延长了患者的治疗时间。

眼科疾病漏诊、误诊，还可能影响对患者的治疗效果。比如患者眼球破裂，继发交感性眼炎，但是眼科医师对发生该眼疾的风险认识不够、处理不到位，有可能延误交感性眼炎的诊断和处理，最终导致交感性眼炎症状加重，影响患者双侧视力，给患者带来终身痛苦和遗憾。

（三）眼科治疗方面的风险

1. 眼科治疗缺陷

眼科治疗缺陷是指眼科医务人员在对患者治疗时的治疗方法、措施不到位，存在明显的瑕疵或者缺陷，从而导致治疗结果不理想，与患者的治疗预期反差很大。主要原因在于眼科治疗或者手术前由于医务人员准备不充分、对患者疾病或者患者个体情况检查不到位、技术和经验不足，或者未按规范要求操作导致手术失误等。

2. 眼科错误治疗

眼科治疗错误是指眼科医务人员在对患者治疗时采用了错误的治疗方法或者操作错误，从而导致治疗结果不理想，与患者的治疗预期反差很大。主要原因在于眼科治疗或者手术前由于医务人员对患者疾病或者患者个体情况检查不到位、认识不到位，从而选择了错误的治疗方法。

3. 眼科延误治疗

眼科延误治疗是指眼科医务人员对患者的治疗时机把握不当，或者未能抓住最佳治疗时机，从而导致治疗结果不理想。主要原因在于眼科治疗或者手术前由于医务人员对患者疾病或者患者个体情况检查不到位、认识不到位，或技术和经验不足，未能准确把握患者疾病的严重程度和发展情况，延误治疗，从而导致治疗结果不理想。

4. 眼科治疗失败

眼科治疗失败是指眼科医务人员对患者采取了正确的治疗方法，治疗时机也没有问题，但是由于患者病症的特殊性，导致治疗结果无效。这是眼科治疗中存在的正常现象。

有时在眼科治疗，患者往往会用视力恢复情况来评价治疗效果，但是患者视力常常受到多种因素的影响，即是经过充分的、正确的治疗，患者视力也不一定能完全恢复。

5. 眼科麻醉问题

眼科手术和部分眼科治疗需要实施麻醉，但麻醉是有风险的，包括麻醉药物过敏、麻醉药物或者操作并发症，严重的麻醉并发症甚至可能引起眼球后出血或眼球穿孔，直接影响预后。

6. 眼科治疗忽视全身性疾病

眼科患者特别是老年患者常伴发其他系统的疾病，如果眼科医生忽视全身性疾病，未能发现患者有糖尿病、高血压、心脏病等基础疾病，或者发现了但未请专科医生会诊，都容易使患者发生意外。

（四）眼科并发症、医疗意外等风险

1. 眼科治疗或手术并发症

手术中可能会出现并发症，如巩膜穿孔、玻璃体脱出、角膜失代偿、后发性白内障等；准分子激光治疗近视，也存在不少并发症，如眩光现象、屈光回退、继发性圆锥角膜等。

2. 眼科治疗或者手术意外

眼科治疗或者手术的过程中由于患者体质特殊或者病情特殊，有可能出现难以预测的情况发生，比如某些患者对某种治疗药物过敏而出现过敏性休克，最终抢救无效而死亡。

3. 感染

感染是眼科治疗及手术后的严重并发症，情况严重时会影响手术效果，甚至导致患者失明、眼球摘除等。

（五）医疗器械使用的风险

眼科治疗或者手术常常要使用医疗器械（包括耗材），无论多么安全的医疗器械，对人体而言都是异物，尤其是植入性医疗器械，需要长期存留于患者眼部，费用昂贵，且容易出现远期质量问题，或者出现异物反应。眼科植入性器械如人工晶体、眶内植入物等，如果质量不合格或者植入后出现松动、滑脱等情况，导致患者人身损害。

（六）眼科用药风险

眼科常用药物如阿托品、β 受体阻滞剂、碳酸酐酶抑制剂、激素以及儿童用药均存在风险。比如面对眼压很高的急性青光眼患者，如果不了解患者的心血管情况和肾功能而直接使用甘露醇静脉滴注降眼压，假如该患者有严重心血管疾病及肾功能问题，快速静脉滴注甘露醇存在导致患者心血管意外和肾功衰竭而死亡的风险。

（七）眼科治疗及手术的其他风险

患者在接受眼科治疗及手术时还会面临其他风险，包括医疗费用的风险、医保报销的风险等。比如在给婴幼儿冲洗泪道时需要患儿制动才能完成，存在医务人员在制动患儿时力量过强导致患儿骨折的风险，这样的案例在某医院曾经发生过。

第三节　眼科临床风险的防范要求

一、提高眼科医务人员的诊疗技术和服务质量

（一）提高眼科医务人员的医疗技术水平

1. 努力提升眼科医务人员的理论水平和实践能力

医疗风险是医疗活动固有的风险，只有提高医疗技术水平，才能将医疗风险发生的可能性降到最低。为了有效防范眼科临床风险，就必须提高眼科医务人员的医疗技术水平，增强其医疗基本技能。基于医学学科风险的特殊性，必须对医务人员在理论知识和实践能力上均做出严格要求，在熟练掌握眼科诊疗技术的前提下，对眼科诊疗行为中存在的种种风险和问题才能从容应对和化解。

2. 重视对眼科医务人员基本技能训练

医院要加强对眼科医务人员的培训力度，分期制订培训计划和任务。医院应始终将医疗质量摆在首位，重视并加强对医务人员的技能培训，特别是对低年资的医护人员，要全面落实“三基三严”的培训考核、医学继续教育、住院医师规范化培训等，通过不断培训和学习，持之以恒，掌握最新的医疗技术，对技术精益求精，从而提高业务水平，保障患者康复效果。高年资医生要起到“传帮带”的作用，严格病历讨论、三级查房和学习制度，以质量为核心，全力构筑“学习型、务实性医

院”，提升医疗质量，最大限度避免因医疗技术水平不足而引起的医疗不良后果。

3. 不断学习和掌握眼科新观念、技术和方法

随着信息科学、生物科学技术的进步和发展，医学科学技术得到了快速提升，眼科诊疗技术又在不断地进步和提升，新的诊疗观念、技术和方法层出不穷。近年来，新的眼科仪器设备、诊断和治疗技术、药物不断涌现，这就要求医务人员不断学习眼科新知识、新技术。医疗机构应当加强对眼科医务人员继续教育，鼓励医务人员不断学习新知识、新技术，鼓励医务人员大胆创新，利用眼科临床优势开展临床研究，总结和积累眼科临床经验，提升眼科理论和学术水平。

（二）加强对医务人员素质教育

1. 培养以患者为中心的医疗服务理念

良好的服务态度可以在一定程度弥补医疗技术的差错或不足，提高患者及其亲属对医务人员和医疗结果的认可度。眼科诊疗工作中要切实做到“以患者为中心”，注重人文关怀，落实习近平总书记做出的“弘扬敬佑生命、救死扶伤、甘于奉献、大爱无疆的精神，全心全意为人民健康服务”重要指示，秉承救死扶伤、服务至上、防病治病，全心全意为人民的身心健康服务的精神，注重服务态度，语言上多关心、呵护患者，行为上多注意患者的病情，及时查视患者，加强与患者及其家属的沟通。

2. 构建正确的眼科风险观念

重视医德医风、职业道德的教育和培训，医务人员之间应该团结协作，避免因个人矛盾或私人恩怨互相贬低、互相拆台，以损害患者的健康为代价进行打击和报复。加强医务人员职业道德建设力度，提高眼科医护人员的政治思想觉悟，提高医务人员的责任心和对工作的认真态度。有时医务人员对同行的“诋毁”“拆台”是无心的，在与患者交谈中一些言语上的不当表达造成了对同行的贬低、诋毁。比如，有的医务人员说“来晚了，没办法了”“谁做的手术，怎么能这样做呢”。这种无意识的口头表达，乃是由于医务人员缺乏正确风险教育、不熟悉正确沟通方法的结果。

3. 加强对医务人员的职业道德素质教育

对眼科医务人员的职业道德素质进行深化教育和培训，增强医务人员和患者及其家属间的沟通技能，减少和避免不必要的争论和摩擦，争取得到患者的理解，及时化解双方的矛盾。发现医疗纠纷的苗头，要及时采取措施，将问题消灭在萌芽状态，避免因小摩擦无人管而引起事态进一步升级、恶化，从而演变成医疗纠纷。

二、加强眼科医疗质量和医疗安全管理

（一）加强医院管理，完善眼科诊疗制度

提升医疗质量、保障医疗安全是医疗机构的永恒主题，也是眼科诊疗活动的核心内容。应当加强对眼科业务科室的医疗质量和医疗安全的制度建设，建立符合现代眼科诊疗活动要求的质量体系，简化患者就医流程，与眼科诊疗活动有关的诊疗规范、技术指南、操作规程得到落实，规范眼科医护人员对患者的眼科诊疗行为，最大限度地保障患者在接受眼科诊疗服务时得到质量有保障的诊疗服务。

（二）严格掌握手术适应证，妥善处理眼科并发症

随着眼科诊疗水平的不断提高，手术适应证范围的扩大，过去因个体条件而不能做、不敢做的患者，现在也有了实施治疗的可能性，手术和治疗的适应证得到放宽，就要求医生在诊治过程中更要严格筛选手术适应证，严格掌握手术和治疗禁忌证。在完善眼科各项检查的条件下，充分评估患者的全身情况、各种可能影响治疗效果的因素和患者个人因素，消除患者的错误认识和降低对单纯医疗效果的过度期望。应当依据《医疗技术临床应用管理办法》的要求，严格执行手术分级制度，不得越级手术并加强监督和管理，一旦发现将从重处理，追究责任。为此，医疗机构应当制定眼科手术分级管理制度，将眼科临床手术做出明确分级管理。对应于四级手术目录，不同技术职称和任职年限的医务人员具有不同的手术权限。对于已经出现的并发症和医疗意外要及时妥善的处理，明确责任，具体落实到责任人，将损失以及不良后果尽量降低到最小程度。

（三）强化对眼科医疗风险识别和管理

医疗风险是医疗活动中固然存在的现象，医疗机构应当加强对医疗风险的管理，在医疗活动中对于现有和潜在的医疗风险进行识别、分析、评估和处理，有计划和有组织地减少和消除风险的发生，降低风险事件造成的社会不利影响和经济损失，将医疗风险发生的概率和可能造成的负面影响降至最低。为此，医疗机构应当建立医疗风险管理体系，建立医疗风险分析和评估机制，对医疗活动中的各种医疗风险及时加以识别，并采取相应的应对和处理措施，防患于未然，最大限度地保护患者的合法权益。

医疗机构应当建立医疗风险识别和防范程序。医疗风险识别和防范的实施进程可以分为风险识别、风险估测和风险评价三个阶段：①风险识别，是对潜在的各种风险进行系统的归纳和全面地分析以掌握其性质和特征，以便于确定哪些风险应予以考虑，同时分析引发这些风险的主要因素和所产生后果的严重性，这个阶段是对风险进行定性分析的基础工作；②风险估测，是通过对所收集的大量资料的研究，运用概率论和数理统计等工具估计和预测风险发生的概率和损失幅度，这个阶段工作是对风险分析的定量化，使整个风险管理建立在科学的基础上；③风险评价，是根据专家判断的安全指标，来确定风险是否需要处理以及处理的程度。

（四）增强医务人员和患者的医疗安全意识

医疗安全的核心目标是患者安全，患者安全没有保障必然容易引发医疗纠纷，甚至演化为医疗侵权诉讼。医疗机构及医务人员应当贯彻落实中国医院协会制定的《患者安全目标》（2017 年版）：正确识别患者身份、强化手术安全核查、确保用药安全、减少医院相关性感染、落实临床危急值班管理制度、加强医务人员有效沟通、防范与减少意外伤害、鼓励患者参与患者安全、主动报告患者安全事件、加强医学装备及信息系统安全管理。同时对医务人员加强医疗卫生法律、法规的教育和培训，树立法律观念，培养尊重患者的权利意识，增强医务人员医疗安全意识和应对医疗纠纷的能力，在发生医疗纠纷时能依法处理。医院走廊、候诊室等显眼处张贴医疗纠纷处理相关法律法规，包括《中华人民共和国侵权责任法》（简称《侵权责任法》）《医疗纠纷预防和处理条例》、《医疗事故处理条例》等，增强患者就诊的医疗安全意识，充分维护患者的自身利益，并进一步强化治疗可能存在的风险，让患者事先有心理准备，一旦发生事故能够理性对待，依法解决。

（五）加强医院管理，保障后勤供应系统的完善

医院管理和科室管理与医疗风险的有效预防密切相关。眼科要建立一套完善、协调、严密、高效的医疗质量管理系统，能明确每个人的工作职能，对眼科相关仪器设备要建立维护和使用档案，确定维护和管理的责任人员（兼职）。建立、健全医院管理体制，特别是病案质量管理，以便医疗纠纷发生后能提供最真实完整的原始病历。充分引进医院管理人才，加强医疗质量的管理，提高医院管理水平，从医疗到护理、从门诊到病房、从院内医疗服务到院外健康保健服务、从医疗技术到后勤管理等都需要建立一套完整、协调、严密、高效的质量管理系统。保障后勤供应系统的完善，保证医院餐饮、水电暖等服务设施的正常供应，保持医院整洁、干净，减少和避免非医源性医疗纠纷的发生。

（六）加强眼科医疗风险防范的其他有关工作

社会方面，要树立正确的舆论导向，卫生行业相关人员要内强素质，外树形象，媒体应该正面、积极、客观、真实地报道医疗纠纷，避免哗众取宠和借机炒作，要多进行积极正面的宣传，以赢得全社会对医疗工作的理解和支持，营造一个严肃、严谨、和谐的医疗环境。同时，可以通过建立、健全第三方医疗纠纷调解机制，成立医疗纠纷调解委员会。医疗纠纷调解委员会独立于政府、患方、医方之外，能客观、公正地对医疗纠纷依法处理，建立科学严谨、方便利民的法定程序，并兼顾医患双方的合法权益，从而有效预防医疗事件发生后“调解就给钱”“只闹不愿调”以及“调而不解”等事件的发生，防止医疗事件的进一步恶化，影响医疗行业的风气。

三、加强医护人员沟通的意识和能力

医疗过程是医患双方共同朝着战胜疾病的目标相互理解、相互配合的过程。医患双方只有在医疗过程中建立起和谐、互信的医患关系，医疗活动才能顺利进行，并能保证最好的诊疗效果。相反，医患双方不信任，医疗行为实施畏手畏脚，裹足不前，患者对医师的决定和医疗行为的实施不信任、不配合，影响医疗行为的推进，也会影响医疗行为实施的效果。要建立起和谐互信、有利于医疗活动实施的医患关系，医务人员是主动者，患者是被动者，医务人员应当具备“以患者为中心”的服务意识，充分考虑患者的感受，换位思考，加强医患沟通。

（一）充分考虑并注重患者的感受，换位思考

治疗前后对于患者的陈述要给予充分的重视，不能不假思索、理所当然，要换位思考。例如患者如因泪腺手术术后眼睛胀痛，不能片面认为是术后疼痛所致，要设身处地为患者着想。假如自己就是那位患者，现在最需要的就是医护人员的关心并立即进行相关检查，防止出现因眶压升高、眶内出血而引起失明等严重事件的发生。不可盲目自大、疏忽大意，对自己不能明确的问题要及时请示上级医师或组织相关专业的主治、主任医师一起会诊。患者述说病情时切忌习惯性思维，想当然地认为是正常情况，特别是新的症状出现时，医务人员要充分重视，尽可能帮助患者查找原因，排除可能的危险。

（二）注重语言的表达和沟通的技巧

医务人员语言温和、表情亲切、耐心细致是良好有效沟通的基础，应当加强与患者及家属的沟通并注意方式方法和沟通的时机。门诊时、入院后、手术前、手术中、手术后不同时间点沟通的内容和时机不尽相同，内容包括诊疗费用、检查项目和费用、付费方式、入院须知、手术注意事项和风险、诊疗项目流程以及检查前散瞳等需注意的事项等。对于手术患者，术前告知尤为重要，要做到告知的艺术性，避免使用患者及其家属难以理解的专业术语，尽量使用通俗易懂的语言，尽量以举

例、打比方的形式说明；另外告知内容要充分完整，不要有遗漏；最后征得患者及其家属同意后签署知情同意书。因眼科手术患者多进行局部麻醉，患者意识清醒，因此术中语言表达一定要注意，避免因语言表达不恰当造成患者恐慌，否则在影响治疗效果的同时还增加了医疗纠纷发生的可能。另外，多注重与患者之间进行情感交流，以患者为中心，不要应付了事，沟通过程中尽量让患者多了解自己的病情并引导患者亲自交代隐瞒的病情，方便医生全面评估，解答患者诊治过程存在的疑虑，增强患者对医生的信任感。沟通过程中强调医疗技术的局限性和可能存在的高风险，让患者事先有心理准备，即使发生风险和医疗意外也能理性对待，减少医疗纠纷的发生。

（三）注意从专业层面将专业问题向患者进行告知和说明

医务人员在医疗活动中除了注重与患者及其亲属进行沟通之外，还要从专业层面将患者病情、医疗方案、医疗风险、替代医疗方案、预后等事项向患者及其亲属告知和说明。医务人员向患者及其亲属的告知与说明，也是医患沟通的一个方面，只不过由于涉及大量的临床医学专业信息，并且法律将其作为一项法定义务予以规定。因此，在医疗风险防范、医疗纠纷化解方面的沟通往往作为一项独立于医患沟通的专门义务和措施予以要求。相关内容我们在第二章进行专门介绍。

四、规范书写和保管眼科患者的病历

病历在医疗服务过程中的作用和地位极其重要。对于医疗机构，病历是把控自身医疗质量和医疗安全的核心内容；对于患者，病历是自己在享受医疗服务过程中的重要记录；对于医疗机构主管部门，病历是掌握国民健康情况、管理和完善医疗服务、制定卫生政策的重要数据来源和依据；对于医患双方，在发生医疗纠纷时，病历是重要的证据。因此，病历管理制度不论从国家层面或是从医院管理层面还是从法律层面都具有现实意义。病历的规范书写保管，对于提升医疗质量、保障医疗安全、预防医疗风险也具有非常重要的作用。

病历是医务人员对患者诊治过程中对自己所问、所闻、作为的记录，病历文件多种多样，病历记载的内容千变万化，医务人员对病历记载有一定的自主性和随机性，可根据实际情况予以灵活记录。但是，医务人员在病历制作过程中应当遵守病历书写的基本原则。《病历书写基本规范》第3条规定：病历书写应当客观、真实、准确、及时、完整、规范;《电子病历应用管理规范（试行）》第12条规定：病历书写应当客观、真实、准确、及时、完整、规范;《医疗质量管理办法》第23条规定：医疗机构应当加强病历质量管理，建立并实施病历质量管理制度，保障病历书写客观、真实、准确、及时、完整、规范;《医疗质量安全核心制度要点》规定：医疗机构病历书写应当做到客观、真实、准确、及时、完整、规范，并明确病历书写的格式、内容和时限。因此，病历书写的基本原则可以概括为客观、真实、准确、及时、完整和规范，这是医疗机构及医务人员书写和保管病历应当遵守的基本要求。

医疗机构应建立完善的医疗管理体系并严格落实，眼科医务人员诊疗过程中要严格遵守各项医疗制度和操作规范。落实责任人并制定完善的监督考核制度，及时发现和处理存在的问题，对责任人追究责任和处罚。医务人员要重视病历的书写及保管，有强烈的责任心，以负责任的态度完成病历的书写，严格按照《病历书写基本规范（2010年版）》做好病历的记录，做到严谨规范、字迹清晰、逐字逐句认真推敲，另外病历记录要与医师的记录保持一致；应提高病历管理人员和医护人员的法律意识，充分尊重患者的知情同意权，严禁对患者已阅知的病历或患者复印病历后进行修改，杜绝涂改和伪造病历的行为，完全保证病案内容的客观性及真实性；病历资料应做到保存安全、完整，切勿缺失或损毁，及时检查病历保存状况，定期进行病历抽样检查，提高病历的管理质量，减少由于病历书写和管理质量引起的医疗纠纷，并为发生医疗纠纷后的考证资料提供充分的证据和证明。

第二章

眼科患者的知情同意权

知情权的概念在20世纪80年代就已经进入了公众视野，在当时主要指公众对政府工作的了解。然而，对于相当多的公民来说，知情权至今仍然是一个比较陌生的字眼。这种现状反映在医疗方面，即为患者知情权无法得到有效保障。究其原因，一方面源于医生重结果不重程序的传统意识，忽视了告知的重要性；另一方面源于患者对告知消息的关注不够。从某种角度来说，医患关系的紧张与患者知情权得不到保障有着一定的关系。

第一节　信息披露与关系人的知情

一、知情权与知情同意权

知情同意权实际上是知情权与同意权的组合，是两项权利而不是一项权利，二者联系紧密，但并不是总在一起。有时只需要实施知情权，比如患者病情；有时需要实施知情权和同意权两项，比如重大检查、有创检查、贵重药品、手术治疗等。但同意权的行使总是以知情权的行使为前提，知情同意权是患者自我决定权最重要的体现。

（一）知情权

知情（know the inside story），即对某种内部情况的知悉了解。这种知悉和了解可以是自己主动获得，也可以是被动地被告知。而通过一定途径对某种事物内部情况知悉了解的权利就是知情权。

知情权（right to know），也叫公民知情权，是指公民对于国家重要决策、政府重要事务以及社会上当前发生的与普通公民权利和利益密切相关的重大事件，有了解和知悉的权利。知情权在实际上包括了知悉和获取这两层含义，知悉即主观上知晓，而获取即主动索取。广义知情权所涉及的范围很多，中国人民大学王利明教授就认为：广义知情权的内容包括知政权、社会知情权、对个人信息的知情权、法定知情权和法人知情权。 知情权不仅仅局限于知道和了解国家的法律、法规以及执政党的大政方针，还应当包括政府掌握的一切关系到公民权利和利益、公民个人想了解或者应当让公民个人了解的其他信息。知情权是个人生存权与发展权的一部分。公民的知情权是公民的基本权利之一，是公民参与国家管理、保护自身利益的前提。

在我国，知情权的概念通常用于消费者。《中华人民共和国消费者权益保护法》第 8 条规定：消费者享有知悉其购买、使用的商品或者接受的服务的真实情况的权利。随着公众法律意识的提高，知情权自然延伸到各种事务上。随着社会主义民主与法制的不断发展，现在政府与社会沟通的渠道已经很多。比如 1999 年开始的政府上网工程，还有新闻发布会及新闻发言人制度、国务院及法院等机关的政务公报等。在与人民生活密切相关的方面，政府帮助公民实现知情权的例子并不少见。

与公民知情权的重要地位相比，我国目前有关知情权的立法还显得相对薄弱与滞后。虽然在消费者权益保护法、行政处罚法、价格法等法律中都含有确认与保障公民在某一具体方面的知情权的法律规范，但将知情权作为公民的一项基本权利进行整体保障的法律条文在我国尚未出现。同时，与公民知情权相对应的关于政府信息公开的立法步伐也稍显迟缓。当前亟待以法律的形式对政府及其部门所负有的公开信息的义务以及违反义务所应承担的责任进行明确的规定。

（二）知情同意权

知情同意（informed consent）是指当事人在完全了解知悉某种内部信息的情况下进行答应或允诺。它实际上包含了知情、理解、同意或否决这三个过程。知情是指对信息的完全知悉，它常常涉及知情人对信息是否理解或理解程度的问题；同意是在知情基础上的同意，是理性的、自愿的同意，一般会涉及知情人行为能力的问题。

知情同意权（the informed consent right）是指行为人在社会行为中特别是民事行为中，要求对对方信息的了解和知悉程度应与对方对自己的了解和知悉相对称，并在此基础上选择是否同意对方行为的权利。它应当包含主动知悉权、被动告知权、自主选择权、拒绝权和同意权这几个方面的权能。一般人们谈论知情同意权更多的是指患者依法享有的医疗知情同意权。医疗知情同意权就是在全面了解医患双方有关信息的情况下的决定权，它既包括患者对接诊医疗机构基本情况的知悉、对经治医务人员基本情况的了解，也包括医方经治医护人员对患者本身病情的了解和掌握。前者又称为患者知情同意权，它是法律赋予患者的权利，它的实质是患者在接受医方诊疗服务过程中有权利完全知悉医方对自己病情的诊查情况及结果，并可以对医方所采取的诊疗措施进行取舍。患者的知情同意权有赖于医方对告知义务的履行，医方的告知一般应包括治疗或诊断方法、它的益处和风险、准备采用的控制措施及其可能出现的风险等方面给予足够、必要的说明。

知情同意权赋予患者自主选择并决定自我医疗的权利。患者在诊疗行为中的自我选择是医患关系中临床、心理、法律和伦理的基础，它有利于患者调整积极的心态，配合医方的治疗。医疗知情同意权，既能保障患者的利益，也能促进医方管理和医疗决策的系统化、科学化，从而为社会提供更高质量的医疗服务。

二、知情权的发展历史

患者知情同意，是指患者在获得医师提供其医疗决定所必需的足够信息的基础上，做出医疗同意的过程。

医疗告知与说明的要求早已有之，比如1929年1月15日南京国民政府卫生部颁布施行的《医师暂行条例》即有要求医师施行手术要履行知情同意手续的要求。但“知情同意”作为一项权利提出来，学界一般认为是第二次世界大战后的纽伦堡审判。该审判中揭露了纳粹医师强迫受试者接受不人道野蛮实验的大量事实。在审判后通过的《纽伦堡法典》中规定：人类受试者的自愿同意是绝对必要的，应该使他能够行使自由选择的权利，而没有任何暴力、欺骗、欺诈、强迫、哄骗以及其他隐蔽形式的强制或强迫等因素的干涉；应该使他对所涉及的问题有充分的知识和理解，以便能够做出明智的决定。这要求在受试者做出决定前，使他知道实验的性质、持续时间和目的，进行实验的方法和手段，可能发生的不方便和危害，他的参与对他的健康和个人可能产生的影响。纽伦堡审判后，知情同意逐渐成为医患关系中最受人注意的原则之一。

知情同意的概念在普通法历史上是“加害行为”（battery）的逻辑产物。20世纪初期，加害行为被定义为“不经同意的不法接触”（unlawful，nonconsensual touching），医师即使是为了治疗，不经患者的同意，也没有接触患者的特权。过了一段时期，医师应告知信息成为更普遍的义务，其前提是因医患双方处于不平等的地位。医师有专业的医学知识，处于优势，患者不懂医学，处于劣势，故医师有照顾患者的义务。照顾义务必然包括告知并取得同意的义务。医师应告知患者其建议的检查和治疗的性质与后果，并取得患者的同意。医师未尽此义务则构成民事上的“过失行为”（negligence），而不是刑事上的“加害行为”（assaulted battery）。

过失理论取代加害理论使医师面临更多的法律责任。例如：一个医师如果没有告诉患者放弃某种治疗的危险，不会构成“加害”。因为在医师和患者之间没有接触或接触的威胁，就不构成“加害”，但这样的医师却有潜在的过失责任。医师没有告知患者其做医疗决定所需要的信息就违反了他的义务。到20世纪50年代后期，法庭又扩大了医师告知的范围：医师不仅应告知患者被推荐检查或治疗的信息，还应告知其他可供选择的治疗方案的信息，患者只有在清楚了各种治疗方案的益处和危险之后才能做出同意。这一思想已得到法律承认。在美国，“知情同意”最早出现在1957年加利福尼亚州上诉法院对Salgo事件的判决中。法官一方面首次引入了“知情同意”这一词汇，另一方面也承认医师在告知的范围程度上有很大的裁量权。Salgo事件3年后，堪萨斯州地方法院对Natanson v.Kkline案的判决及密苏里州地方法院对Motchell v.Robinson案的判决，都以知情同意理论，即以没有履行说明治疗风险为由，否定了形式上存在的患者的同意效力。由此，知情同意理论在判例法上得到了确立。

到了1966年，美国国会通过了《信息自由法案》（Freedom of Information Act，FOIA），为记者获得有关政府活动的信息提供了一条新途径。根据法律，记者可以要求阅读政府记录——不仅是传统上向公众开放的档案，还有政府运作的除少数例外的所有档案。1976年，美国国会通过了《阳光法案》（亦译为《阳光下的政府法》）（Sunshine Act），该法案经杰拉尔德·福特（Gerald Ford）总统签署后成为联邦法律，相当于州的会议公开法。根据这两部法律，除了明确列举的几项例外，政府掌握的所有文件、记录，在申请人要求时，都必须公开；实行委员会制的行政机关举行会议必须事先通告，并允许公众列席和取得会议资料。迄今已有 20 个国家制定了类似法律。

知情权也是公民保护自身利益的重要手段。1993 年颁布的《中华人民共和国消费者权益保护法》首次出现知情权概念，该法第 8 条规定："消费者享有知悉其购买、使用的商品或者接受服务的真实情况的权利。"

三、知情权是文明社会的必然产物

随着社会文明程度的提高、人民生活水平的改善，人们对于与自己密切相关的各种信息有了充分了解的欲望。这种欲望既是文明社会对于公民思想觉悟和自我保护意识以及参政议政意识的表现，也是人们希望社会向着有利于人们公共利益的方向发展的愿望，更是公民对于社会发展、政府决策等政治生活信息的需求。

在没有通信设备、电视机、报纸、期刊的社会，人们交流信息的方式、程度和交换的信息量都是有限的。随着科技进步，人们生活的改善，各种先进、便捷和高质量的信息产品进入了千家万户，人们很容易就能够获得大量的信息。由于信息量日益增加，人们对于这些信息也在进行潜意识的整理和加工，并且与自己的生活、工作和学习结合起来。此时人们会发现有的事情由于缺乏足够的信息从而难以做出充分、可靠的判断，于是就渴望得到更多的信息。因此，人们对于这些于社会、于自身都密切相关的信息的关注，正是因社会进步而引发的。

让公众了解社会真相，有助于让社会具有更完善的自我修复机制，这也是一个社会文明进步的重要标志。

四、知情权的范围

从法律的角度讲，知情权作为公民一项重要的法定权利，应当包括行政知情权、司法知情权、社会知情权以及个人信息知情权。

（一）行政知情权

行政知情权，也就是政府管理信息知情权。享有知情权的公民有权要求政府及其部门公开有关的信息并享有在法定范围内获取各类信息的自由。这项权利不仅涉及政治、经济、社会、文化、教育等各个领域，而且随着整个社会信息化的高度发展和公民个人对公共事务越来越广泛的参与和监督，日益凸显其在公民权利体系中的重要地位。

（二）司法知情权

司法制度是国家司法机关和法律授权的专门组织应用法律，处理诉讼案件和非讼事件的制度。一方面，由于司法活动解决的各种纠纷和法律事件与人们的生活和工作密切相关，因此公众对于国家专门机关从事司法活动的情况、进程和裁判的结果非常关注。另一方面，由于司法是一种国家权力，在适用法律解决纷争的过程中，是一种特殊形式的执法，而权力的执行是需要监督的。因此，为了使司法活动能够保证其公正性和权威性，也需要公民监督。公民的司法知情权正是基于这两方面的原因而产生的。

目前，我国从宪法到人民法院组织法以及其他专门法律都明确规定，人民法院的审判活动公开进行，公民有权参加案件审理的旁听。人民法院对于案件的开庭日期应当提前公告，对于案件审理的结果应当公开宣判。目前各级人民法院在保证公民司法知情权上还采取了很多具体的措施，如公开法院的裁判文书、聘请人民陪审员、特邀群众监督员对于法院的各项工作予以监督等。这些措施对于保证公民司法知情权的落实具有很强的现实意义。

（三）社会知情权

社会知情权是指公民对于自己生活所在的社会中，与自己生活、工作等明确相关的一些信息，以及自己所在的国家、城市等发生的比较重大的事件的真实情况有了解、知悉的权利。政府和有关政府职能部门应当将有关情况向公众予以公布。

例如，自 1999 年 6 月 5 日起，我国开始发布城市空气质量周报；自 2000 年 6

月5日起，全国42个城市发布空气质量日报；自2001年6月5日起，47个重点城市发布空气质量预报。我国环境信息公开化的历程，体现了我国公众的环境知情权得以重视。再比如，一些重大传染病疫情、重大天灾人祸的发生情况也会及时被公布。

社会知情权与行政知情权经常会被混淆。二者的主要区别在于：前者是自然的客观存在的情况，可以通过人为地采取措施进行感知和信息采集，并进行科学分析和整理；后者则是政府履行行政管理职能，对于其管理对象和应当处理事件的干预措施。比如在传染病发生时，对于社会知情权而言，应当是指传染病疫情；对于行政知情权而言，则是政府对于发生了传染病疫情采取的处理方法和防范措施，以及这些措施对于传染病疫情造成的影响。

（四）个人信息知情权

个人信息知情权的内容比较复杂，也比较广泛。主要是指与公民个人的身体、生活和法律赋予的的权利密切相关的信息。一般包括所购买商品的知情权和接受服务的知情权，医疗知情权属于后者。

第二节 医师告知说明义务与患者知情同意权

毫无疑问，医疗知情同意权属于公民的知情权范畴，是其中的个人信息知情权。事实上，患者的知情同意权是患者接受医疗服务的一项基本权利。从法律上说，在法律关系上相对的双方，一方的权利就是另一方的义务。为了保证患者的知情同意权得到确实履行，就必须要强调医务人员的告知义务。

在强调人权的前提下，现代医疗是一种以人文关怀为基础的医疗服务，因而强调要建立起以人为本的现代医学模式，并且将医疗行为模式从过去的“生命模式”到“生物－社会模式”到强调“以人为本”的“生物－社会－心理模式”进行转变。在这样的医学模式下，要求医患之间多做沟通，并且以患者为中心。

一、医师的告知与说明义务

（一）医师告知义务的概念

医师告知义务是指医师在其执行医疗行为的过程中，将其诊疗的对象即患者的有关疾病诊断、治疗措施以及疾病发展和治疗措施所面临的风险向患者本人或者其家属交代的义务。这是一种法定义务，是在法律明确规定之下医务人员必须履行的义务，医务人员不履行的后果是面临法律制裁。

医务人员的告知义务是一种规范的正式告知，而不是任意的告知，因而在其告知的对象、告知的内容、告知的形式和告知的环境等方面都有比较严格的规定和要求，医务人员在实施告知行为时，必须遵守，不得违背。

（二）医师告知义务的特征

1. 告知的主体

告知的主体是医务人员，包括直接给患者治疗的医师和护士，也包括给患者实施检查、化验的医技人员，还包括为保证手术正常实施的麻醉师等相关人员。

2. 告知的对象

告知的对象严格地说应当是指患者本人。但是，由于医疗行为的特殊性，特殊情况下这种告知的对象是可以转移的。一是由于患者疾病特殊，或者治疗手段特殊，医疗机构出于保护患者的利益、防止出现不良后果的目的，不便将疾病的真实情况或者治疗的结果告诉患者本人，法律规定可以告诉其家属。二是由于患者处于意识昏迷状态，医务人员无法告知其有关情况，此时可以选择告诉其家属。三是患者处于意识昏迷状态，家属又无法联系，此时可以告诉其关系人，如果没有关系人，可以由经治医师提出治疗处置方案，报医疗机构负责人或者医疗机构负责人授权的科室负责人代为行使。四是特殊情况下不可能实施告知程序或者需要强制医疗，但必须有法律规定，并必须依照法定的程序来执行。

3. 告知的内容

告知的内容根据相关法律、法规的规定，医务人员告知的内容主要包括：①患者的病情；②医师根据患者的病情将要采取的诊断和治疗措施；③患者疾病和治疗措施面临的风险；④替代医疗方案及面临的风险；⑤其他需要告知的事项，如疾病的转归、发展等。

在临床实践中因为患者缺乏相应的医学知识，所以医师的说明告知义务并不仅仅拘泥于实施具体检查或治疗前，为取得患者在充分理解之上的有效同意而做出的告知说明。在实施完检查或治疗以后，为回避不良结果发生，医师还应就有关疗养、用药、饮食、活动等注意事项对患者予以告知说明。

4. 告知的方式

告知的方式可以是口头方式和书面方式。但是重大医疗行为，尤其是对患者健康有损害的检查和治疗，医务人员必须书写医疗知情同意书，并将有关内容口头告知给患者及其家属，在患者及其家属充分理解有关内容的前提下，还应当在知情同意书上签字确认。

二、患者的知情权与同意权

平常我们说的患者知情同意权，实际上包括了患者的知情权与同意权两项权利。二者联系紧密，但并不是总在一起。有时只需要实施知情权，比如患者病情；有时需要实施知情权和同意权两项，比如重大检查、有创检查、贵重药品、手术治疗等。但同意权的行使总是以知情权的行使为前提。

（一）患者知情权的概念和特征

患者知情权，是指患者在医疗机构就诊的过程中，有了解自己的病情、医师将要采取的治疗措施以及可能面临的风险的权利。这是法律赋予患者的一项基本权利，医疗机构必须要切实保障实施。

患者的知情权与医务人员的告知义务是对应的，因而医务人员告知义务的部分法律特征与患者的知情权是重合的，如医务人员告知的内容就是患者知情的内容，医务人员告知的方式就是患者知情的方式，医务人员告知的主体和告知的对象与患者知情权的主体和保证知情权实施的主体正好相反。而且医务人员的告知义务是主动的，患者的知情权是被动的。只有医务人员履行好告知义务，患者的知情权才可能得到保障，后者对前者有明显的依赖性。

（二）患者同意权的概念和特征

患者同意权，是指患者在机构就诊的过程中，对于医务人员出于检查需要而拟定要在患者身上采取一些有创检查及昂贵的检查；或是出于治疗疾病的需要，要让患者服用比较贵重的药品或实施对健康有损害的、有风险的治疗措施，需要患者授权和同意，以便医务人员可以实施这些检查和治疗。因此，同意权涉及的可能是患者的财产权或者生命健康权，因而同意权将会直接引起患者的民事权利受到侵犯。

1. 同意的主体

同意的主体，即谁有权做出同意的意思表示。一般来说，同意的主体应当是患者本人，尤其是涉及患者人身权时。但在医疗过程中，有时这种同意的做出是很复杂的，尤其是涉及财产权的时候。患者就医看病并不总是患者本人出钱，有时是家属出钱，有时是单位出钱，有时还可能是保险公司出钱。在一些价格昂贵的重大检查和医疗物品的使用上，同意的主体可能就不是患者本人而是出钱的人。尽管如此，很多时候这种同意的意思表示还是需要患者来直接行使，而不是由权利人直接向医疗机构表示。

2. 同意的内容

同意的内容主要有两项，即是否同意医务人员在其身体上实施有创的特殊检查和手术治疗，是否同意实施昂贵的重大检查和使用贵重的医疗物品。根据《合同法》的规定，这种涉及同意的问题属于医患之间签署合同的过程，因而存在要约与承诺的问题、承诺的效力问题。

真正的要约应当来自于患者一方，虽然医务人员制订手术同意书并向患方交代手术事项，但这种工作仍然是应患者治疗疾病的要求而为之，因此，医方的行为应当视作承诺，是对患方治疗疾病要求的承诺，并对这种承诺提出一些条件和限制。因此，对于患方来说，要约的内容是不特定的，而承诺的内容是特定的。医务人员明确表示将要实施什么样的手术，手术中将有什么样的困难。如果术中发生了新的情况，应当视为医务人员提出了新的承诺，并需要患方做出新的确认方可生效。

3. 同意的形式

同意的形式，即要求患方对于一方的承诺做出同意的意思表示，其实质就是对医方的承诺做出确认。对于制作书面文件的知情同意书的情况，要求患方签字予以确认；没有制作同意书的，也需要患方做出明确同意的意思表示。

4. 同意权不能孤立存在

在医疗行为过程中，同意权不能孤立存在，应以知情权得到落实为前提，只有在医务人员履行了其告知义务，保证患方的知情权得到落实，患方才能做出同意的真实意思表示。过去虽然也有手术同意书等知情同意的文件需要患方签署，但往往是患方知情权没有得到医方的尊重和认真对待，其结果是患方的同意往往是被动的，而且没有明白治疗和手术可能存在的各种风险，术中、术后出现了意外情况或者手术效果达不到预想的结果，常常引发纠纷。

三、知情同意的例外——医师治疗特权

（一）对急症的治疗（emergency）

当患者的生命受到威胁或如不实施某一治疗将导致患者受到严重或长期的损害，此时就需要紧急的治疗。在急症治疗中，无论患者或其近亲属是否同意，医师都可以对患者进行挽救生命的治疗。急诊中允许医师在没有得到患者明示的同意时进行治疗，是法律上假定的"默示的同意"。"默示的同意"理论也被视为为了公众的利益，医师为生命处于危险状态的患者提供抢救治疗，而不必害怕触犯法律，直至患者的状态稳定下来之前，都被视为有默示的同意。

（二）为社会公众利益（in the public interest）

在涉及社会公众利益时，可不必取得患者的同意。最典型的例子是为保护公众的健康对公众进行预防注射，就不必分别取得每个人的同意。又如前所述，有人认为把对急症的治疗视为"默示的同意"也是为了公众的利益。

（三）患者弃权（waiver）

患者的知情同意权在某些特定的情况下可以放弃。当患者因对治疗知之甚少而决定不必由自己做判断或受伤很重、不能做出判断或语言障碍不能通过翻译克服时，一些法院会认为患者放弃了知情同意权。但如果患者盲目地宣称他将不参与或不能参与决定而让医师决定，通常不被接受。此外，放弃知情同意权，前提是患者必须知道他具有知情同意权，知道医师有告知的义务，知道自己有做出同意或拒绝的决定权，知道医师不能做未经其同意的治疗。

（四）医师的治疗特权（therapeutic privilege）

在某些特定的情况下，如医师认为告知某些信息会对患者有害，则医师有权对患者隐瞒这些信息，这就是医疗特权。如果有合理的现象表明向患者说明会使患者不安，以致可能对他的健康或利益造成威胁，医师即可保留此信息或限制此信息的范围。

四、眼科医师必须要树立保障患者知情同意权的观念

（一）以患者为中心的医疗服务模式的建立

过去，我们的医学模式以疾病为中心，现代医疗服务模式强调以患者为中心，要求建立以患者为中心的医学模式是现代医学发展的必然要求。

在以疾病为中心的医疗服务模式中，医生完全从生理学的观点来解释疾病的变化，着重于疾病的诊断与治疗，而没有将患者视为完整的个体。B.Engel 博士曾指出："传统医疗服务模式对疾病只注意生物学方面的变化，而忽略其他方面如社会、行为、精神与心理等对疾病的影响。"因此，传统的医疗服务模式需要变革，这样才能适应社会发展与人类医疗保健需求的变化趋势。20 世纪 70 年代中期，K.Balint 博士等将"以患者为中心"的医疗服务模式与"以疾病为中心"的传统医疗服务模式相比较，提出"以患者为中心"的模式，强调诊断与治疗时应该了解患者的生活条件与社会环境以及疾病产生过程中病人的心理状态，并形成了"以患者为中心"的治疗思维方式。因此"以患者为中心"的医疗服务模式是对"以疾病为中心"的传统医疗服务模式的创新与变革，其模式的主要内涵与特点在于强调医患之间的相互沟通，然而沟通和理解只是手段而不是最终目的，最终目的还在于提高人民健康水平，促进医学发展。[①]

① 何权瀛．全面正确理解和实行以病人为中心的思想．医学与哲学，2002，23（12）：32-33.

（二）现代医学要求注重医患沟通，注重患者的主观感受

“以患者为中心”的医学模式要求医务人员注重患者的社会属性，无论是疾病诊断上还是治疗手段的选择上。一方面应当充分考虑患者的社会角色和社会环境，另一方面更要考虑患者的主观感受。因此，医生首先应当明确“疾病”与“患病”的区别。“疾病”是一种客观的、理论性的概念，是由医生根据身体组织结构上的异常或器官功能不正常来解释生理和心理上的问题；“患病”是一种主观的概念，反映患者自身对身体不适的感觉与经验。因此，不同的患者可能患有与他人相同的疾病，但是每个人对患病过程的感受却是不尽相同的。

一种有效的医疗服务模式，需要同时重视疾病的诊断、治疗，还必须关注患者的发病与患病经历。“以患者为中心”的医疗服务模式同时关注疾病的诊断与发病或患病的过程与感受，进一步了解患者的思想与态度，如对自身患有疾病的看法；患者的内心感受，尤其是对疾病的担心与恐惧感；疾病对机体与身心功能的影响；对医生治疗方案、措施与态度的期望等。此外，医务人员还需要进一步了解患者个人的生活习惯与社会环境，包括了解个人的生命周期及生活背景，以及他们所处的社会环境及文化背景。对患者的全面了解可促进医生与患者之间的相互关系。

总之，“以患者为中心”的模式强调医生和患者加强相互沟通，达成共识。包括对疾病的认识、治疗手段和目标、医患双方在诊治疾病过程中所扮演的角色和所起的作用等。

（三）尊重患者知情权，以利患者参与医疗决策

从某种角度说，医疗措施没有最佳的，只有最合适的。对于不同的患者，应当选择适用不同的治疗方法。尤其在治疗方法各有千秋、疗效并不肯定的情况下更是如此。那么医务人员在评估对患者最为合适的治疗方法时，除了从医疗的角度考虑之外，还应当充分考虑患者的自身因素，包括社会环境因素和心理因素。因而患者参与医疗决策就显得尤为重要。

由于临床医学具有许多不确定性，因此在疾病诊治过程中不可避免地会出现一些不肯定因素，为此则应强调尊重患者及其家属的知情同意权。即患者应当在充分

知情的情况下，包括知道自己疾病的诊断和相应的检查治疗措施的安全性、有效性及相应的医疗开支，同时还应该让患者及其家属知道其疾病的预后，以便患者及其家属对于进一步诊断治疗做出选择，参与医生的医疗决策。也就是说医疗服务的目的决定了我们一切医疗行为要从患者的利益出发，同时又要充分尊重患者的自身价值和意愿。患者往往根据自身的因素，包括社会经济状况、文化水平、宗教信仰、心理状态、个人爱好等，对于医疗措施、方案进行选择。如果医务人员忽略了患者的需求、期望，完全凭自己的经验或书本上的知识进行判断决策，很容易产生矛盾。尤其是当治疗效果不佳、特别是给患者造成身心损害时，则很容易引发医疗纠纷。因此让患者享有充分的知情权，了解疾病预后，熟悉诊疗方法的利弊、费用，使患者有机会参与医疗决策，有助于减少医患矛盾，改善医患关系，增加患者的理解和配合，提高治疗依从性，达到最佳治疗效果。

第三节　我国目前贯彻落实患者知情同意权的情况

一、我国目前贯彻落实患者知情同意权的现状

有人曾在三所三级甲等医院中随机选择了225名住院病人，进行了一次“病人知情权、同意权现状”的专题调查。结果表明：一是当前病人对获得“知情权”和“同意权”较为渴望，二是目前医院在“知情权”和“同意权”方面所做的工作对比让病人满意的标准还有相当大的差距，三是医院在“知情权”和“同意权”方面做得是否到位，会对医院吸引病人的能力、医院的未来发展产生重要影响。[①] 这一总结，基本上展现了我国目前医疗知情同意权实施的现状。

近年来，医疗纠纷投诉不断，且有上升的趋势。然而仔细研究这些手术案例，不难发现大多数都与医疗质量无关，更多的则是医务人员没有完全履行告知义务，从而引起患者对医疗质量的不满和对治疗效果的不满。这似乎是令医务人员费解的医疗纠纷，因为医务人员的医疗技术和水平确实没有问题。而且，部分案例是因医师出于替病人着想的观念，在没有征求病人意见的前提下就使用自己手中的“医疗权”而为之。例如结肠肿瘤切除术，术中发现阑尾有炎症改变，在没有征求患者及其家属意见的前提下就实施了阑尾切除术。一份来自于某三甲医院的投诉案例统计

① 国秀娣．一次关于病人知情权、同意权现状的调查分析．医学与哲学，2002，23（3）:63.

资料表明：在2001年全年的投诉案例中，因知情同意权引发的案例占70%以上，这不得不引起我们的深思。传统的医疗方式认为，看病治病由医师单方面决定，医师有权决定治疗方案、有权修改治疗方案，患者不必参与、不必知情，更不必同意。然而在当今社会，这种观念正面临挑战。现行的就诊模式认为：就诊不单纯是医护人员的事，医师与患者应共同构成一个诊疗群体。只有双方尊重彼此的权利，才能更好地履行各自的义务，力求双方对治疗方案的认可，达到就医行为的高度统一，方能产生最好的诊疗效果。

以上案例表明，治疗方案虽然是医师决定的，但必须事先征得患者的同意，必须充分尊重患者在诊疗中的作用，尊重患者的知情同意权，尊重患者对医疗行为的选择权。否则，引起医疗纠纷不是不可理解，而是势所必然的，难免出现俗话所说的“好心办坏事”。①

可见，目前我国的医疗系统在落实知情同意权上确实存在不重视的问题，具体实施中不认真履行告知的情况还很普遍，这已经成为引发医疗纠纷的一大重要因素。如果不加以重视，必将牵扯医疗机构及其医务人员的精力，从而让医疗机构及其医务人员耗费大量时间，增加额外的精神负担，还有可能最终影响医疗机构的医疗质量和医务人员的医疗水平。

二、实施知情同意权所面临的几大矛盾

目前患者的知情同意权没有得到充分落实是不容回避的事实，但是，现阶段我国贯彻落实患者的知情同意权也确实存在一些难以解决的矛盾。一方面需要理论界就相关问题进行研究，政府部门加大立法力度，制定相应的落实措施；另一方面，也需要医疗机构及其医务人员面对现实，针对就医的患者的客观状况，因人制宜地履行告知义务。

① 王育，冉志华，黄赛杰．知情同意在医患关系中的作用．医学与哲学，2002，23（11）:20-22.

（一）医疗自主权与患者选择权之间的矛盾

1. 医务人员主动与患者被动的矛盾

医务人员和患者在掌握医学知识方面有差异，在对患者做出医疗决定时，医务人员往往处于主动地位，而患者处于被动地位。由于医务人员拥有专业知识方面的优势，在医疗行为过程中是积极的行动者，而患方是求助者。患者没有医学知识，饱受疾病之苦而希望得到医务人员的帮助，因此对医务人员有很强的依赖性，有时患者即使没有完全理解医务人员交代的内容也不好意思继续询问。这为实施知情同意或知情选择带来了困难。

2. 患者选择与医务人员期望的矛盾

患者的选择可能带有一定的盲目性或者感性因素，比如患者在对医疗机构的医务人员不了解的情况下，选择主治医师就只能盲目地或者感性地选择。比如根据年龄、性别、教育背景来选择，甚至可能有根据相貌来选择。在治疗措施的选择上，同样可能出现这种情况。比如在治疗用药上，可能盲目追求贵重药品或者进口药品。在治疗措施上，盲目追求复杂的治疗，等等。

如果患者的选择有道理且可行，医务人员应采纳患者的选择，不能抱有权威心理而固执己见。如果患者的选择违背了自身的健康利益，特别是能够诊治而由于心理原因放弃诊治时，医务人员要耐心劝导，必要时配合家属调整其心理状态。但在劝导无效时，医务人员除了在可能会危及患者生命的情况下需要履行必要的干涉权以外，多数情况下仍要尊重患者的选择权利。或是中断医患关系，或是履行文件手续。如果患者的选择与他人、社会的利益相矛盾，医务人员要协助患者调整选择；如果患者的选择对他人健康和生命构成威胁或者对社会产生危害时，医务人员对患者的选择应限制或干涉。

3. 患者的意见与家属的意见不一致的矛盾

患者对医疗决策的采纳或选择有时与家属意见不一致，此时要具体分析和应对。如果患者具有自主能力，通常应让患者与家属充分商量且意见统一后再行动。但在病情紧急而医务人员也认为患者意见有道理时，应尊重患者的意见，并签署书面协议。如果患者不具备自主能力，应尊重家属的意见，在家属意见不一致时要听取家属代表的意见。但在家属或家属代表的意见违背患者的健康或生命利益时，医务人员应咨询伦理委员会或寻求患者单位的领导商讨解决。

（二）医疗人力资源的不足与医疗告知内容、范围的扩大增加医疗负担的矛盾

医疗告知义务的本质就是要求医务人员将患者的病情、医疗手段和病情演变和治疗手段上的风险通俗易懂地告知患者及其家属。但是，需要告知的这些内容多是专业性非常强的医学理论和专业术语，如果要让一个没有医学背景甚至文化水平不高的患者或者其家属完全理解，需要医务人员花费很长的时间才能够达到。因此，要真正贯彻落实患者的知情同意权，就需要医务人员腾出大量的时间来与患者沟通、交流和解释。对于医疗资源配置丰富的医院来说，这当然不成问题。但是，我国仍然是发展中国家，生产力水平不高，国家财政收入有限，需要国家投资的领域和项目都很多，国家在卫生资源方面的投入尚显不足。而且中国地域辽阔，人口众多，农村人口占绝大多数。因此，就全国范围来看，人均卫生资源是非常有限的。每个医务人员要负担的医疗保健公民数较大。无论是城市还是农村，无论是门诊还是住院病房，医务人员都已经是满负荷工作，在一些基层医疗单位甚至是在超负荷、超范围工作。这样来看，显然存在医疗资源配置不足与医疗负担增加的矛盾。

（三）地区文化经济发展不平衡与患者充分行使知情同意权的矛盾

我国现阶段的情况是：生产力水平不高，卫生资源不足，地域辽阔，人口众多，在农村人口占绝大多数的地区缺乏医疗保健保障措施，老百姓就医看病本来就是一件很困难的事情。这些地方的老百姓文化水平较低，缺乏一般的科学知识，更缺乏医学和法律方面的知识。他们的心中，对医师有一种类似于宗教信仰的崇拜心理。对于这样的患者，如果我们也强调充分贯彻落实患者的知情同意权，让患者及其家属明白疾病风险，显然是很困难的事情。而且，由于患者形成了对医师的仰慕和依赖心理，如果医师过多地让患者履行知情同意权，还可能给患者一种“医术不高”的印象，甚至也可能引发医疗服务质量投诉。

（四）医师习惯性医疗强权行为与尊重患者权利之间的矛盾

长期以来，由于专业知识的优势，医师自恃拥有医疗权，无论是在询问病史、检查患者，还是在治疗患者的过程中，医师的这种优势心理常常会流露出来。患者提出的“问题”稍一出现，即以“是你是医师还是我是医师”“不信任我，可以另请高就”“相信我，不要开黄腔”等刺耳的话回敬，或者给患者以“脸色”看。

应当承认，医务人员手中确实有医疗权，这与医学科学的特殊性密切相关，也是《中华人民共和国执业医师法》赋予一定职称的医师的权力，包括获知病情权、诊疗方案决定权、处方权、取得受益权、强制缔约权、病史资料使用权和过失豁免权。不承认医师的医疗权，就相当于不承认医学科学和医师职业，将医师视为任患者使唤的服务人员。但是，过分强调医师的行医权，又会弱化患者的知情同意权，尤其是医师的诊疗方案决定权、处方权、强制缔约权。因此，医疗权常常会令医务人员放纵自己的医疗行为。

第四节　保障患者知情同意权的措施

一、医疗机构完善有关规章制度

任何事情要想做得好，尤其是要想长期、规范地做下去，没有一套切实可行的制度做保障是不可能的。知情同意权在医疗行业中应该说已不是新生事物，从20世纪80年代的手术知情同意书开始，到90年代的《医疗机构管理条例》《执业医师法》等法律、法规，对于医疗知情同意权都有较为具体的规定。然而，多年以后，知情同意权在2002年9月1日生效的《医疗事故处理条例》中又不得不重申，而且是在医疗事故处理方面的法规中出现。这说明知情同意权的履行问题，确实影响了医患关系，导致部分医疗纠纷发生。

目前，国家的法律、法规和部门规章在知情同意权方面的规定具体而明确，对于医疗机构和医务人员来说，有一个具体落实的问题。因此，医疗机构有必要根据国家的法律、法规和部门规章，制定一整套保证医疗知情同意权得到贯彻落实的规章制度，从而督促医务人员在日常的医疗行为中落实。这些制度包括如下内容。

1. 明确知情同意的范围、内容和责任人

什么样的医疗行为需要做什么程度的医疗告知，从医院的制度上予以明确，并且明确相关职称医师的告知义务和责任。

2. 建立有针对性的术前讨论制度

对于比较复杂的手术，尤其是对于医生不能预测后果的重大手术和实验性治疗方案，医院可召集可能参与手术过程的所有相关专家开展术前讨论，并根据具体情况及患者的心理承受能力邀请患者或其亲属列席参加旁听。专家队伍组成的术前讨论会对患者的病因、状态和危险程度进行客观分析和评价，对于术式的优劣比较及选择进行仔细研究，并对术前、术中、术后可能出现的意外及应对措施以及术后需要观察的指标与并发症的控制等进行详细而充分的论证和探讨。最后征求患方意见，形成预定方案。现在越来越多的医院都已经付诸实施。这样做既防止医者主观意识对知情同意的不良影响，又可克服少数医生的实际医疗水平较低的弊端，同时又有助于患者准确知情和理性同意。

3. 制作知情同意书文件范本

知情同意不是自发的、无规律可循的，相反，对于医疗机构而言应当是主动的，且有规律可循。医疗机构应当组织有经验的临床医务人员、医务管理人员和律师，共同研究和探讨医疗行为中的知情同意问题，对于应当制作规范知情同意书范本时，应当制作相应的范本，并且在今后的医疗行为中不断修改和完善。

4. 检查监督制度

再好的运行机制，如果没有反馈系统，这个系统必定要崩溃和失败；再好的制度，如果没有监督，必将得不到很好的贯彻和执行，从而形同虚设。医疗机构如果已经建立了一套完整的知情同意权贯彻实施制度，如果没有良好的监督机制，该制度也仅仅是给他人作壁上观的一个范本。因此，贯彻落实知情同意权，必须强调医疗机构要充分运用监督机制。一方面可以启动现有的医德医风的党政监督机制；另一方面还可以在病案检查程序中增加监督功能。无论哪一种监督措施，都必须强化权利和义务，对于优秀的医务人员应当表彰，对于落后的医务人员则应当从行政上和经济上予以处罚。

二、医务人员彻底转变观念

（一）医生应熟知法律上对知情同意的要求

我国目前的医学学校教育缺乏行医相关的法规教育，因此医生需要在临床工作中不断地学习。熟知法规已是当代医生的基本素质之一，只有了解相关法规，才能真正地运用法规来保护自己和患者，才能真正地满足患者的知情同意要求。

（二）医患关系的重新认识

医务工作者应充分认识到，医生不是高高在上的善举施予者，而是医疗合同的参与者，认真履行合同是医生的职责；患者不是敌对者，同样也是合同的参与者，有其相应的知情同意权。两者的关系是对等的，没有高下之分。调整好这个关系，才能如实地实现患者的知情同意权。

（三）履行告知义务的艺术

医生在履行告知义务时，要讲究语言艺术效果。注意说话的态度和方式，不能轻易用“没事”“不可能”“一定会”等不负责任的话；对患者的不切实际的要求，要坚持医疗原则，同时也要耐心说服；对部分病情恶化、预后不良等情况，不要过于直接地告诉患者，注意掌握保护性医疗原则，避免对患者产生不良后果；注意保护患者的隐私，必要时对患者家属也不能泄露。

（四）符合医学伦理原则的知情同意

尽管患者维权意识的增强可能影响医生的积极性，但作为医生，实行救死扶伤的人道主义，是其为患者执行诊疗任务的责任。实现患者的知情同意权应遵守以下原则：（1）实事求是的原则：要求医生在事实告知时，必须告知患者的真实情况，不得因某种原因夸大病情或隐瞒病情的严重性。（2）人性的原则：以最有利于患者治疗的前提下履行告知义务，充分考虑患者在了解真实情况下的利弊，采用告知患者或者告知家属的方式实施。(3)以治疗上最优化原则方案进行告知：此原则一方面有技术性能临床思维能力的要求，另一方面又有其道德思想基础，最优化原则包括：①疗效最佳，指诊疗效果在当时科学发展水平看来是最佳的或一定条件下是最佳的。②安全无害，一切诊治手段，都应尽可能地避免不良反应或使之减少到最小程度。③痛苦最少，采用的诊疗措施应尽可能注意减轻患者的痛苦，包括疼痛、血液损耗、精力消耗等。④耗费最少，无论是对自费还是公费的患者，在采用诊疗手段和选用药物时，都应该考虑资源的消耗和减轻患者的经济负担。

三、充分利用现代科学手段保存医师告知的历史记录

医师的告知是时间性很强的行为。一旦做出告知，如果医师没有保留有关资料，这种告知的事实将不可重复，日后如发生医疗纠纷只能根据其他可以佐证当初已经履行告知义务的证据来认定。因此，医务人员在实施告知行为时，要注意取得履行告知义务的证据，这些证据包括传统的人证、物证和书证，也包括近年来随着信息技术兴起而产生的电子证据和音像证据。

(一)书面文件

书面文件是确认医疗告知行为已经履行的传统证据，目前及今后很长时间内，仍将存在并适用。

1. 认定患者已经行使知情同意权的证据

从法律的角度来看，患者是否行使了知情同意权依据其是否在记录上签字。首先，应确定患者是具有完全民事行为能力资格的人。也就是说，当患者具有完全民事行为能力时，知情同意权必须由其本人做出方为有效，他人不得代为。但在患者因受疾病打击等因素的影响而难以做出决断时，可以委托他人代为。要得到这方面的认定，医疗机构在医疗行为的决策中要取得患者本人的签字同意，或者取得患者亲笔签名的书面授权委托书，由受委托人签字同意才能作为依据。

2. 对有创性诊治的告知取证

在对患者采用手术、穿刺术、镜检术等有创性诊治前，医生应履行告知和说明

义务，患者或其委托人需签字授权，表明患者对有创性医疗行为所产生的危险和痛苦予以承认和接受。

目前，大多数医院使用的谈话记录单是程式化、专业术语多、风险涵盖面大的志愿书或同意书，谈话内容记录存在严重缺陷。虽取得患方的签字，但在诉讼中，患方常以不懂、被迫或其他理由予以否认。法庭也可认为是双方专业知识不平等的合约而予以否认。这就要求医疗机构必须改变这种格式，把更多的解释和说明落实在文字上，目的是通过文字已经能够体现出患方已经得到足够的知情，这种合约方能成为法庭认可的证据。

3. 患方对诊治方法的自主决定和更改的认定

在医疗活动中，医疗机构是医疗服务的提供者，患者是接受服务的选择者和决定者，患者可能因各种因素而拒绝医院提供的最佳治疗方案。当患者要求自主决定而变更治疗内容时，医务人员应履行解释义务并在医疗常规允许的前提下满足患者的要求。在不允许的情况下，应充分解释而予以拒绝，如患者仍坚持，应让患者履行后果自负的签字手续。这是患方放弃应有的接受恰当诊疗的权利，是对医疗服务合同的解除和变更。另外，医疗机构应根据自身的能力来决定提供医疗服务的范围，在能够治疗和不能够治疗的问题上对患者严格履行告知义务。

（二）录音录像

在我国，视听资料已经成为一种新的证据类型，不仅包括录像、录音资料，而且还包括计算机硬盘、DCD 光盘等大量可以储存影、像、音的资料。由于其能够客观、真实地再现事件发生当时的全部或者部分情况，因而是一类越来越受人重视并具有较高证明力的证据。当然，有时为了防止已经存在的人证、物证、书证的灭失，也可能采用录像、录音等方式来固定证据。虽然这不是真正意义上的视听资料证据，但同样能够达到增强证明效力的作用。

对于医师履行告知义务的全过程，只要医院的硬件条件允许，医疗机构可以采取录音、录像等方式来记录医疗告知的全过程，并予以存档保存。日后如果一旦发生医疗纠纷，将其调出，可以作为非常有说服力的证据。

（三）公证见证

见证是指来自第三方的证明，主要是指有目的地被邀请参加目睹事件发生经过的证人，是当事人一方或者双方为了增加事情发生经过的真实性的证明效力而采取的一种措施。在刑事诉讼过程中，公安机关的搜查、现场勘验、侦查实验等经常要采用这种方法，在人民法院执行证据保全中也常常使用，属于一种证明活动。

公证则是指国家公证机关根据当事人的申请，依法证明法律行为、有法律意义的文书和事实的真实性、合法性的活动。显然它是见证的一种，也是一种证明活动，不过由于其主体的特殊性，只要没有相反的证据，其效力一般较高。

在医师履行告知义务的过程中，只要医院的条件允许，医疗机构可以采取邀请第三方参与的方式证明整个告知过程，以证明告知行为确实已经发生。包括告知过程中医务人员告知了患者哪些情况，做了哪些解释；患者询问了什么问题，是否理解、明白医务人员告知的内容，是否是做出真实的意思表示等。

见证过程，要求见证人与医患双方均没有利害关系，并且要在知情同意书上签字，留下稳定有效的联系办法。

公证则由公证机关制作公证书，其法律效力一般比较大，但有经济支出。

对于一些重大的医疗行为，尤其是一些重大的医疗告知和患者做出同意选择的行为，最好采取见证或者公证的办法来固定整个过程，以增强医患双方的责任感和法律意识，便于日后纠纷的处理。

医师在向患者告知和说明医疗风险时，也可以邀请其他相对中立的第三方进行见证。

第三章

眼科临床风险告知相关法律规定

医疗活动的特殊性决定了医患双方信息极其不对等。为了更好地保护患者在接受医疗服务过程中的知情权利，我国从全国人大制定的法律，到国务院颁布的行政法规，以及国家卫生行政管理部门的规章、规范性文件，还有最高人民法院的司法解释，都确认了患者享有知情同意权，并把它作为一项原则加以规定。医疗机构及医务人员必须充分保障患者的知情同意权，在履行告知义务的前提下开展医疗活动。

一、我国医疗告知与说明规定的演变

我国医疗告知与说明的最早要求可以追溯到民国时期的相关法律规定，基本上与西医进入中国的时间同步，与西医一样属于舶来品。

中华人民共和国成立之后的医疗告知与说明要求，最早见于 1982 年的《医院工作制度》中。之后，医疗告知与说明的要求在规范性法律文件中出现在 1994 年的《医疗机构管理条例》及《医疗机构管理条例实施细则》，到了 1999 年制定的《执业医师法》正式以国家法律的形式规定了医疗机构及其医务人员实施手术要签署知情同意书。不过，进入 2000 年以后，有关保障患者知情同意权不再停留在宣示层面，而是作为一项医疗纠纷的预防措施予以规定，并且相关法律还指出：医疗机构及医务人员未尽到告知与说明的义务，即侵犯患者的知情同意权，医疗机构及医务人员将面临承担法律责任。这在 2002 年 9 月 1 日施行的《医疗事故处理条例》、2010 年 7 月 1 日施行的《侵权责任法》、2016 年 11 月 1 日施行的《医疗质量管理办法》、2017 年 12 月 14 日施行的《最高人民法院关于审理医疗损害责任纠纷案件适用法律若干问题的解释》、2018 年 10 月 1 日施行的《医疗纠纷预防和处理条例》、2020 年 6 月 1 日实施的《基本医疗卫生与健康促进法》均有规定。

二、医疗告知与说明对象和内容的变化

（一）医疗告知与说明对象的变化

医疗告知与说明的对象，即医务人员在给患者实施手术、特殊检查和特殊治疗前，应当向谁告知和说明与手术、治疗、检查的相关事项。随着医学进步、医疗技术的多元化、医疗风险的多样化、患者权利研究的深入，医疗告知与说明的对象也在发生变化，以 2002 年为分水岭。1982 年时，患者接受手术，并没有规定医疗机构需向患者本人告知和说明，而是要向患者的家属或者单位告知和说明；到了 20 世纪 90 年代，强调告知患者本人和 / 或患者近亲属；2002 年以后，医疗告知与说明的要

求，强调直接告知患者本人，只有特殊情况下才告知患者近亲属（见表1）。

表1 医疗告知与说明对象的变化

时间	规范性文件	告知与说明对象
1951	医院诊所管理暂行条例	病人及关系人同意签字
1982	医院工作制度	家属或单位
1994	医疗机构管理条例	患者同意＋家属或者关系人同意并签字
1994	医疗机构管理条例实施细则	尊重患者知情权利，向患者解释；保护性医疗通知患者家属
1999	执业医师法	患者或者其家属
2002	医疗事故处理条例	告知患者
2010	侵权责任法	向患者说明＋患者书面同意
2010	病历书写基本规范	患者本人签署
2017	侵权责任法医疗损害责任司法解释	患者或者患者近亲属书面同意
2018	医疗纠纷预防和处理条例	向患者说明＋患者书面同意

（二）医疗告知与说明内容的变化

在1982年的《医院工作制度》中没有医疗告知与说明的要求，仅要求患者近亲属或者单位签字同意；到1994年的《医疗机构管理条例》及其实施细则，才开始出现尊重患者的知情权、向患者做必要解释的内容。此后，相关规范性法律文件对医疗机构及医务人员在医疗活动实施前的告知义务逐渐明确，并且由简单的解释、介绍、告知，逐渐演变成说明，不再只是单向的信息传递，而是要求医疗机构及医务人员要让患者听清楚、听明白并理解其中的含义（见表2）。

表2 医疗告知与说明内容的变化

时间	规范性文件	告知与说明内容
1951	医院诊所管理暂行条例	没有告知要求，仅有“同意签字”
1982	医院工作制度	没有告知要求，仅有“签字同意”
1994	医疗机构管理条例	征得患者同意，并取得其家属或者关系人同意并签字
1994	医疗机构管理条例实施细则	尊重患者知情权利，向患者做必要解释
1999	执业医师法	介绍病情

续表

时间	规范性文件	告知与说明内容
2002	医疗事故处理条例	如实告知患者，及时解答其咨询
2010	侵权责任法	说明病情和医疗措施，说明医疗风险、替代医疗方案等
2010	病历书写基本规范	签署知情同意书
2017	《侵权责任法》中的医疗损害责任司法解释	医疗机构承担说明义务并取得书面同意
2018	医疗纠纷预防和处理条例	说明病情和医疗措施，说明医疗风险、替代医疗方案等

（三）紧急情况下医疗告知与说明实施的变化

患者的病情变化往往不以人们的意志为转移，送到医疗机构的急危重症患者，医务人员可能来不及实施医疗告知与说明，便要实施相应的医疗措施。紧急情况下对患者实施相应的医疗措施，对医务人员如何保障实施告知与说明义务的要求，随着时代发展，相关规范性文件也有相应的变化（见表 3）。

表 3 紧急情况医疗告知与说明实施的变化

时间	规范性文件	紧急情况告知与说明实施
1951	医院诊所管理暂行条例	病人及关系人同意签字，医院诊所负责人及负责施行手术医师，应据情况共同签字鉴证之
1982	医院工作制度	主治医师签字，经科主任或院长、业务副院长批准
1994	医疗机构管理条例	经治医师应当提出医疗处置方案，在取得医疗机构负责人或者被授权负责人员的批准后实施
1994	医疗机构管理条例实施细则	无规定
1999	执业医师法	无规定
2002	医疗事故处理条例	无规定
2010	侵权责任法	抢救生命垂危的患者等紧急情况，不能取得患者或者其近亲属意见的，经医疗机构负责人或者授权的负责人批准

续表

时间	规范性文件	紧急情况告知与说明实施
2010	病历书写基本规范	为抢救患者，在法定代理人或被授权人无法及时签字的情况下，可由医疗机构负责人或者授权的负责人签字
2017	《侵权责任法》中的医疗损害责任司法解释	属于《侵权责任法》第五十六条规定情形的除外
2018	医疗纠纷预防和处理条例	紧急情况下不能取得患者或者其近亲属意见的，经医疗机构负责人或者授权的负责人批准

三、规范性文件对医疗告知与说明的规定

（一）法律及司法解释对医疗告知与说明的规定

《执业医师法》（1999 年 5 月 1 日实施）第 26 条规定，医师应当如实向患者或者其家属介绍病情，但应注意避免对患者产生不利后果。医师进行实验性临床医疗，应当经医院批准并征得患者本人或者其家属同意。

《侵权责任法》（2010 年 7 月 1 日实施）第 55 条规定，医务人员在诊疗活动中应当向患者说明病情和医疗措施。如需要实施手术、特殊检查以及特殊治疗，医务人员应当及时向患者说明医疗风险、替代医疗方案等情况，并取得其书面同意；不宜向患者说明的，应当向患者的近亲属说明，并取得其书面同意。医务人员未尽到前款义务，造成患者损害的，医疗机构应当承担赔偿责任。

对于在诊疗活动中发生的紧急情况，《侵权责任法》第 56 条也作了相应的规定：因抢救生命垂危的患者等紧急情况，不能取得患者或者其近亲属意见的，经医疗机构负责人或者授权的负责人批准，可以立即实施相应的医疗措施。

《最高人民法院关于审理医疗损害责任纠纷案件适用法律若干问题的解释》（2017 年 12 月 14 日施行）第 5 条规定：患者依据《侵权责任法》第五十五条规定主张医疗机构承担赔偿责任的，应当按照前条第一款规定提交证据。实施手术、特殊检查、特殊治疗的，医疗机构应当承担说明义务并取得患者或者患者近亲属书面同

意，但属于《侵权责任法》第五十六条规定情形的除外。医疗机构提交患者或者患者近亲属书面同意证据的，人民法院可以认定医疗机构尽到说明义务，但患者有相反证据足以反驳的除外。

第 17 条规定，医务人员违反《侵权责任法》第五十五条第一款规定义务，但未造成患者人身损害，患者请求医疗机构承担损害赔偿责任的，不予支持。

第 18 条还规定，因抢救生命垂危的患者等紧急情况且不能取得患者意见时，下列情形可以认定为《侵权责任法》第五十六条规定的不能取得患者近亲属意见：（一）近亲属不明的；（二）不能及时联系到近亲属的；（三）近亲属拒绝发表意见的；（四）近亲属达不成一致意见的；（五）法律、法规规定的其他情形。前款情形，医务人员经医疗机构负责人或者授权的负责人批准立即实施相应医疗措施，患者因此请求医疗机构承担赔偿责任的，不予支持；医疗机构及其医务人员怠于实施相应医疗措施造成损害，患者请求医疗机构承担赔偿责任的，应予支持。

《中华人民共和国基本医疗卫生与健康促进法》第 32 条规定，公民接受医疗卫生服务，对病情、诊疗方案、医疗风险、医疗费用等事项依法享有知情同意的权利。需要实施手术、特殊检查、特殊治疗的，医疗卫生人员应当及时向患者说明医疗风险、替代医疗方案等情况，并取得其同意；不能或者不宜向患者说明的，应当向患者的近亲属说明，并取得其同意。法律另有规定的，依照其规定。开展药物、医疗器械临床试验和其他医学研究应当遵守医学伦理规范，依法通过伦理审查，取得知情同意。并在第 102 条第 1 款第 3 项有处罚性规定。

（二）行政法规对医疗告知与说明的规定

《医疗机构管理条例》（1994 年 9 月 1 日实施）第 33 条规定：医疗机构施行手术、特殊检查或者特殊治疗时，必须征得患者同意，并应当取得其家属或者关系人同意并签字；无法取得患者意见时，应当取得家属或者关系人同意并签字；无法取得患者意见又无家属或者关系人在场，或者遇到其他特殊情况时，经治医师应当提出医疗处置方案，在取得医疗机构负责人或者被授权负责人员的批准后实施。

《医疗机构管理条例实施细则》（2017 年 2 月 3 日修订并于 2017 年 4 月 1 日实施）第 61 条：医疗机构在诊疗活动中，应当对患者实行保护性医疗措施，并取得患者家属和有关人员的配合。第 62 条规定：医疗机构应当尊重患者对自己的病情、诊断、治疗的知情权利。在实施手术、特殊检查、特殊治疗时，应当向患者做必要的解释。因实施保护性医疗措施不宜向患者说明情况的，应当将有关情况通知患者家属。

《医疗事故处理条例》（2002 年 9 月 1 日实施）第 11 条规定：在医疗活动中，医疗机构及其医务人员应当将患者的病情、医疗措施、医疗风险等如实告知患者，及时解答其咨询；但是，应当避免对患者产生不利后果。

《艾滋病防治条例》（2006 年 3 月 1 日实施）第 42 条规定：对确诊的艾滋病病毒感染者和艾滋病病人，医疗卫生机构的工作人员应当将其感染或者发病的事实告知本人；本人为无行为能力人或者限制行为能力人的，应当告知其监护人。

《医疗纠纷预防和处理条例》（2018 年 10 月 1 日实施）第 13 条规定：医务人员在诊疗活动中应当向患者说明病情和医疗措施。需要实施手术，或者开展临床试验等存在一定危险性可能产生不良后果的特殊检查、特殊治疗的，医务人员应当及时向患者说明医疗风险、替代医疗方案等情况，并取得其书面同意；在患者处于昏迷等无法自主做出决定的状态或者病情不宜向患者说明等情形下，应当向患者的近亲属说明，并取得其书面同意。紧急情况下不能取得患者或者其近亲属意见的，经医疗机构负责人或者授权的负责人批准，可以立即实施相应的医疗措施。并在第 47 条第 1 款第 2 项有处罚性规定。

（三）规范性文件对医疗告知与说明的规定

《医院诊所管理暂行条例》（1951 年 3 月 15 日公布）第 17 条规定：医院诊所对病人需要施行大手术，或在病情危笃，须施行特殊应急治疗时，须取得病人及关系人同意签字后，始得施行；对不能直立之未成年病人，或病人已失知觉，且无关系人时，可不取得同意，但医院诊所负责人及负责施行手术医师，应据情共同签字鉴证之。

《医院工作制度》中“施行手术的几项规则”规定：实行手术前必须由病员家属或单位签字同意（体表手术可以不签字），紧急手术来不及征求家属或机关同意时，可由主治医师签字，经科主任或院长、业务副院长批准执行。

《病历书写基本规范》（2010 年 3 月 1 日实施）第 10 条规定：对需取得患者书面同意方可进行的医疗活动，应当由患者本人签署知情同意书。患者不具备完全民事行为能力时，应当由其法定代理人签字；患者因病无法签字时，应当由其授权的人员签字；为抢救患者，在法定代理人或被授权人无法及时签字的情况下，可由医疗机构负责人或者授权的负责人签字。因实施保护性医疗措施不宜向患者说明情况的，应当将有关情况告知患者近亲属，由患者近亲属签署知情同意书，并及时记录。患者无近亲属的或者患者近亲属无法签署同意书的，由患者的法定代理人或者关系人签署同意书。

《医疗机构临床用血管理办法》（2012 年 8 月 1 日实施）第 21 条规定：在输血治疗前，医师应当向患者或者其近亲属说明输血目的、方式和风险，并签署临床输血治疗知情同意书。因抢救生命垂危的患者需要紧急输血，且不能取得患者或者其近亲属意见的，经医疗机构负责人或者授权的负责人批准后，可以立即实施输血治疗。

《医疗质量管理办法》（2016 年 11 月 1 日实施）第 24 条规定：医疗机构及其医务人员开展诊疗活动，应当遵循患者知情同意原则，尊重患者的自主选择权和隐私权，并对患者的隐私保密。并在第 45 条第 1 款第 5 项有处罚性规定。

总之，我国从全国人大制定的法律，到国务院颁布的行政法规，以及到国家卫生行政管理部门的部门规章、规范性文件，还有最高人民法院的司法解释，都确认了患者享有知情同意权，并把它作为一项原则加以规定。因此，医疗机构及医务人员开展医疗活动、临床试验，必须要保障患者的知情同意权，在履行告知的前提下开展医疗活动。作为眼科医师开展医疗活动的过程中，不能忽视这些制度。

第四章

眼科医师医疗告知与说明要求

在医疗活动中，医疗机构及其医务人员将患者的病情、医疗措施及医疗风险等如实告知患者，是一种法定义务或道德义务而不是权利。患者就医过程中产生的疑问，医务人员也有义务回答。向患者揭示医疗信息的目的，就是让患者做出同意或不同意的决定。告知包含有丰富、深刻的内容，患者的同意在很大程度上取决于医务人员尤其是医生向其告知与疾病有关的医疗信息和资料，并让患者真正理解这些信息。本章就医疗机构及其医务人员告知的范围、告知的方式及告知的特殊情况予以讨论。

第一节 告知的主体和告知的范围与要求

一、告知的主体

医方在履行告知的义务时，其具体的告知行为应当由谁来履行呢？目前我国大多数医院主要是由经治的医生来与患者或其家属来进行告知谈话。实际上，告知的义务应当由医院来承担，由医护人员和其他工作人员各司其职、各负其责共同完成，而不是仅仅由经治医生来履行。一般来说，经治医生只负责临床诊疗行为前的告知，而其他的告知行为（如医院的能力和资源情况等）则由其他工作人员具体负责。

为了让患方真正理解自身的病情、医疗措施及所面临的风险，我们建议医务人员在实施医疗告知时应当多层次、多渠道、多环节、多主体告知。在门诊接诊中即有告知，在住院环节也有告知；在医师诊疗环节有告知，在护士护理环节有告知；在患者住院期间的日常查房有告知，在患者面临具体手术、特殊治疗、特殊检查前有告知；有公示告知、口头告知，还有书面告知等。

现在医疗界有一种错误的理念，就是医方在履行告知义务的时候缺乏对患者的尊重和诚实，在心灵深处只有一个观点，就是“doctor knows best”，即医生知道什么最好（潜意识中认为，告诉患者也是白告诉，因为患者不是医生）。这是家长式作风，什么都由医生包办，患者只被当作是一个病的载体。反映在临床实际中就是与患者及其家属的交流不能开诚布公，且主要由低年资的医师或护士来做。我们认为，医护人员应该摒弃旧的思想观念，倡导一种与患者充分交流的气氛，这是现代医学模式的要求，也是消除不必要的纠纷的方法。医护人员要注意学习卫生法学和现代医学心理学，并能将之运用到临床实践中。

二、告知的范围

医疗机构及其医务人员履行告知义务具有重要意义：一是增加医疗过程的透明度。透明度实质是指医疗信息的自由流动。医疗信息创造医疗活动的透明度意味着患者对其所处医疗环境的认知程度，这是医疗活动“公开、公正、公平、及时、便民”原则的具体体现，是保障患者明明白白就医的有力措施。二是规范医疗行为。“天行有律，事运循规”。规范的医疗行为为医疗活动提供了可以预测的医疗环境和事态发展进程，促使医务人员规范地履行告知义务，有利于减少医疗工作的盲目性、随意性，建立有条不紊的医疗秩序，积极实现医疗目标。三是便于医疗机构及其医务人员接受患者监督。透明和规范是监督的基础，监督是一种威慑力，在监督与约束状态下，事情才能沿着好的方向健康发展，医疗活动也是如此。这些对保护患者合法权益，提高医疗服务质量是十分重要的。

关于告知的范围，《医疗机构管理条例》第33条规定，医疗机构实施手术、特殊检查或者特殊治疗时，必须征求患者同意，并应当取得其家属或者关系人同意并签字。《执业医师法》第26条对此也做了原则性规定，即医师应当如实向患者或者其家属介绍病情，但应注意避免对患者产生不利后果。《医疗事故处理条例》第11条对告知的范围做了更为明确的规定，即“在医疗活动中，医疗机构及其医务人员应当将患者的病情、医疗措施、医疗风险等如实告知患者，及时解答其咨询；但是，应当避免对患者产生不利后果”。除此而外，医师对患者咨询的问题也应如实解答。

医疗服务行业是高科技、高风险的行业，医务人员作为专家对此具有全面、系统的认识，患者有权利了解这些风险，并在接受医疗服务过程中主动配合治疗，同时作好承担正常、合理风险的精神准备。针对不同的医疗条件及患者个体特征，医务人员会采取相应的医疗措施，而医疗措施的异同，对应着不同的医疗效果以及不同的毒副作用，对患者身体的预后影响以及患者要付出的经济代价也存在差异，患者对此也要心中有数。医疗人员应当像告知患者病情一样，将医疗措施和医疗风险等方面的内容履行如实告知患者的义务。

医疗人员履行告知义务，是我国民法诚实、信用原则在医疗活动中的体现。医疗人员因其受到的职业教育，决定了他更熟悉疾病诊治方面的知识，而患者基于对医疗机构及其医务人员的信赖，与之建立了医患关系。由于受到专业知识的限制，加上患者因病产生的心理上忧郁、焦虑与恐慌，对疾病的现状、治疗方法、发展趋势等的理解，往往存在偏差甚至误解，他们迫切地需要掌握与疾病有关的医疗信息。需要指出的是，由于疾病的复杂性和患者的个体体质的差异性，医师提供的只是从医学角度上认为与其疾病有关的治疗信息，不可能根据患者的需求或好奇，无止境地解答患者提出的一切问题。医务人员的告知并不是无限的，无限的告知无疑将导致患者滥用知情的权利。

通常情况下，告知患者病情时，要做到以下要求：

一是要客观、详细地向病人解释病情，使其了解病情是可以控制、可以治愈的。让患者明白自己的病情，明白自己做何种检查项目，明白如何选择看病的医生，明白可能出现的医疗风险和影响自己病情应注意的事项。让患者知道看病时应遵守医院诊疗秩序和规章制度，知道看病时应尊重医护人员诊治权，知道自己进行特殊检查和手术应该履行的签字手续，知道发生医疗纠纷应当依法解决的相关程序。在患者机体受到侵害的同时，避免再受到精神摧残的双重压力。

二是要表现出积极治疗的态度，以医疗人员的积极态度去影响患者，使其树立战胜病魔的信心，主动配合治疗，克服手术、化疗及放疗等治疗带来的严重不良反应。

三是对患者进行心理调适，消除不必要的紧张气氛，减轻患者的思想压力。现代医学已经证明，精神状态对患者的影响极大，研究显示心理状态良好的患者明显比那些心理状态较差的患者身体恢复好得多。让患者了解病情，充满信心地主动配合治疗而战胜疾病，积极的心理状态更有利于疾病的治疗与身体康复。

三、告知的要求

《中华人民共和国民法通则》(简称《民法通则》) 第98条规定，公民享有生命健康权。生命权是指公民依法享有的生命不受非法侵害的权利，是公民最基本、最重要的人身权。健康权是指公民依法享有的身体健康不受非法侵害的权利。保护公民的健康权，就是保障公民身体的机能和器官不受非法侵害。生命、健康是公民生存的首要前提，疾病与残疾将会导致与患者健康相关的生命质量下降，在生理、功能、心理、社会和精神5个方面影响患者对生活的享受，严重妨害患者适应现实生活环境和体验未来生活的幸福。另一方面，人体主要生命器官残缺或功能障碍，以及严重伤残者，其寿命相对同龄正常群体缩短，其未来生命权间接受到侵害。医疗人员向患者履行医疗信息告知义务，首先要认识患者生命健康权的重要性。

医疗机构及其医务人员在履行告知义务时应该注意，在医疗活动中，医务人员和患者都具有独立人格，但医患双方由于自身掌握的医学知识水平不同，在对疾病诊治的决策和理解接受能力方面也存在明显的差异，医务人员占有主动的优势，而患者则往往处于被动的接受地位。医务人员对患者的健康状况掌握主动权，应当为解除患者病痛做出最佳选择，但患者并不因此丧失其独立自主的地位。医务人员在疾病诊治过程中，应尊重患者的意愿，并且在不影响治疗的前提下，将病情、诊疗措施以及有可能存在的医疗风险如实地告诉患者，使患者及时了解有关诊断、治疗及预后等方面的信息，便于行使本人对疾病诊治相应的决定权利。具体包含以下4个方面。

（一）提供一个普通的医生在相同或类似的情况下都会提供的信息

医务人员向患者提供的信息一般应当包括：患者的身体和疾病的状况、治疗建议、实施某种治疗的性质和目的，以及实施的程序、可选择的手术或非手术治疗方案的可行性及益处、可能伴随的危险、成功的可能性、如不采取治疗的后果，还应包括使用治疗使用的材料、药物，治疗费用、饮食限制等。如果医生给患者建议一种新的药物，应告知患者这种新药为什么是必要的、为什么要更改处方、可能的副作用等。提供或揭示信息的多寡是一个医学判断，由于医学的局限性和高难复杂性以及患者个体的差异性，实践中是很难就告知范围划定一个确定的标准。

只要具备相应专业知识的医务人员，依据医疗、护理技术操作规范、常规，告知了在相同或类似情况下都会提供的信息，就应当认为医务人员的告知是合理的、适当的。如患者王某患有面神经神经鞘瘤，医生告知：对这种疾病的有效治疗是手术治疗，开刀切除病理组织，不手术治疗将导致面瘫甚至威胁生命。但是开刀切除同样存在面瘫的危险性，也存在可以避免面瘫的可能性。这种风险是一个合乎理性的医生都应当向患者传递的医疗信息，是否选择手术治疗由患者自己选择并做出决定。患者选择了手术治疗方案，术中如果医师没有违反操作规程，术后造成面瘫，医院没有责任。如果医务人员提供信息的动机有问题或不具备治疗该疾病的专业知识，向患者提供的是手术治疗肯定不会导致面瘫的信息，尽管面瘫这种损害后果是其疾病本身造成的，这种信息的提供也是有缺陷的。

（二）提供的是一个普通的人能够做出某项决定所需要的信息

近年来，随着医疗事业的发展和人们法律意识的提高，患者对医院的治疗水平和手术成功率的期望值日益提高，对医学的局限性和高难复杂性往往缺乏理性的考虑，一旦由于患者病情异常或体质特殊而发生医疗意外，或者发生在现有医学科学技术条件下无法预料、不能防范的不良后果，往往将责任全部推给医院，认为自己虽然同意手术，但并不知道术后可能出现的不良后果。因此，医务人员履行告知义务，向患者传递医疗信息应当力求充分、适宜，尤其对可能的不良后果的告知更要突出这一点，使每一位合乎理性的患者能够做出同意或拒绝的选择并自愿做出决定。信息充分是知情的前提，知情不等于理解，只有理解，患者才能做出是否同意的决定。

现实中，影响患者接受医疗信息的因素是多方面的。一是提供的信息不充分。有的医生为了做手术，希望患者接受他的治疗方案，尽可能多的介绍其治疗方案的有利方面，或有意或无意地淡化了风险；或者出于某种考虑，夸大了风险，缺乏人文关怀，从而影响患者做出选择和决定。二是术前谈话流于形式。手术同意书内容过于专业化，患者很难理解所提供的信息。三是提供信息的时机不当。如恶性肿瘤、精神脆弱、失去行为能力等患者，往往由于种种原因没有正确理解医务人员所提供的信息，从而影响其正确的意识表示。四是履行告知义务不看对象。由于患者年龄、性别、文化程度、生活习惯、嗜好、观念不同以及工作、家庭、地理环境不同，理解医疗信息的水平差异很大。

医务人员向患者传递医疗信息最终要落实到患者，使其做出同意或拒绝的选择。

由于患者情况千差万别，医务人员不可能去满足某个特定患者的种种好奇，因而医务人员所传递的医疗信息，应当是一个合乎理性的患者决策时需要知道的信息。在不影响治疗的前提下，至于所提供信息的多少，则取决于医学的判断和治疗需要，而不能一味满足患者的种种好奇，无限制地扩大知情权范围。

（三）提供的是对特定的患者所需要的信息

在医疗活动中，应当说每一位患者都是特定的。我们称特定的患者所需要的信息，是指医疗手段涉及观念方面患者所需要的信息。如患者由于宗教信仰拒绝输血、不宜怀孕时坚持要怀孕、患乳腺癌却不同意切除乳腺以保持完好体形等。在此种情形下，即使在医生看来患者的选择是不明智的甚至会危及生命，也不能不经患者同意而进行输血、截肢、流产、切除乳房治疗。涉及患者个人生活方式和观念方面的问题，医务人员在明确告知拒绝医疗的危害的同时，应尊重患者的意愿，使知情权真正落实到特定的病人。

（四）提供的医疗信息力求通俗易懂

在医疗活动中，医务人员传递医疗信息应力求通俗易懂，尽力避免语言过于专业化和不负责任，要牢固树立“以人为本”观念，注重人文关怀。在提供充分医疗信息的基础上，考虑到患者的理解能力。使用通俗语言向患者交代清楚手术形式以及术中、术后可能发生的并发症和意外。介绍病情时，忌用“没事”“不可能”“一定会”等不负责任和不确定的表述，使信息的提供者和信息的接受者两方面能结合起来，使知情同意真正落实到患者身上。

四、告知义务的特殊注意

（一）告知义务应包含对等性

《执业医师法》《医疗事故处理条例》等法律、法规，明确了患者享有知情同意权，这是患者很重要的一项权利。在司法实践中，法院也是依据这一法理原则进行判案，知情同意权这一患方权利正在被我国法律界所认可。尊重患者知情同意权，依法履行告知义务，应注意权利义务的对等性。一方面，医务人员履行告知义务要恰当选择告知的时机和方式，讲究和蔼的态度和语言艺术与效果，避免履行告知义务的同时侵犯患者的隐私权等。另一方面，医疗机构和医务人员也有被告知的权利，患者也有向医务人员陈述真实病史的义务。因为医生与患者的利益是一致的，都是为了把病治好，医生准确、及时、有效的治疗，取决于正确的治疗方案，正确的治疗方案取决于正确的诊断，而正确的诊断在一定程度上要从患者的陈述中获得信息。

现实中，患者对诸如性病、艾滋病、家族性遗传疾病等的陈述，出于种种考虑，往往会有不愿意启齿甚至故意隐瞒病史的情况出现。如果没有患者或其亲属向医生提供准确的信息，医生便无从知晓病人的病情，正确的判断和治疗从何而来？又如何向患者传递正确的医疗信息供其权衡利弊呢？在这个问题上，现行法律、法规只强调医生的告知义务和患者的知情权利，忽视了告知义务的对等性，这是片面的。不真实陈述疾病历史甚至有意欺骗医务人员，造成不良后果时，医疗机构不应承担责任。《医疗事故处理条例》第 33 条第 5 款规定，因患方原因延误诊疗导致不良后果的，不属于医疗事故。当前，在广大患者文化水平相对不高的情况下，医生应当主动提示患者不真实陈述患病历史的治疗及法律后果；对于疑似故意隐瞒重大病情的，要明确告知由此造成的不良后果，责任由其自己承担，并在病历中予以明确记载。

（二）告知的医疗统计数据应当明释其含义

在医疗活动中，越来越多的患者或其亲属要求知悉某种疾病治疗的成功率或有效率。为了落实知情同意，一些医院不但将手术可能出现的不良后果列出，甚至还将可能出现的各种风险的概率详细列出，由于患者不了解概率的真实含义，从而引发医疗纠纷。我们认为，向患者交代成功率或有效率是必要的，但必须向其解释清楚概率的含义，即治疗方案成功或风险的概率是基于人群得出的，对于个人可能会发生什么后果是很难精确预测的，临床决策并不具有确定性。例如，某种疾病的治疗成功率为 80%，这是过去经验的总结，是根据一群患这种疾病的患者经这种手段治疗后的情况统计出来的，医生不能告诉患者他是属于成功的 80%，还是属于失败的

20%。治疗方案的选择如此，药物、器械的使用也是如此。医疗机构和医务人员在履行告知义务时，尤其要注意这一点。

（三）告知情况应体现真实性

《执业医师法》第22条规定，医师在执业活动中，有关心、爱护、尊重患者，保护患者隐私的义务；第26条规定，医师应当如实向患者或其家属介绍病情。《医疗事故处理条例》第11条规定，医疗机构及其医务人员应当将患者的病情、医疗措施、医疗风险如实告知患者。《中华人民共和国合同法》规定，当事人行使权利、履行义务应当遵守诚实守信原则。医务人员有义务向患者揭示病情的真相，只有患者知悉真相，才能表达真实的同意，从而才能有效地对治疗实施选择权、决定权。一方面这是法律的要求，它为医疗提供了合法的理由，没有患者真正同意的治疗是不法行为。另一方面可以取得患者的信任，医疗行为依赖于医患双方的信任，也只有在信任的基础上才能得到患者在临床上的配合治疗。现实中，患者知情的权利往往与其他权利（如不受伤害的权利）相冲突，在这种情况下，医生履行告知义务并不意味着在任何时候都必须如实告知真实情况。实事求是告知真相是原则，为患者的利益隐瞒实情为例外，应根据具体情况因人、因事而定。

医务人员履行告知义务，还应讲究语言艺术和效果，注意说话方式和态度，做好患者思想工作，解除其心理障碍。如何恰当处理履行告知义务与避免对患者产生不利后果这对矛盾，是医疗人员的“医”外功夫之一，是医德、医术的重要体现。一是要了解患者的自然状况、受教育程度、科学文化素质、对疾病的认识程度，二是在医疗中注意观察患者的性格特点、心理承受能力以及意志品质状况，三是考虑告知的时间与场合。病情发展已至晚期，生存期很短，索性对患者保密，从而提高患者的生活质量，安度余生。常言道：为人之道宜直，为医之道宜曲。妥善处理好患者的知情权问题，能增加患者及家属对医者的信任度，增强患者战胜病魔的信心，调动患者内在的抗病潜力——自身免疫力以及配合治疗的积极性，也有利于医者正确实施外在的各种诊疗手段，以求得更好的治疗效果。

第二节 告知形式

《执业医师法》《医疗事故处理条例》均未对履行告知义务的程序性问题做出具体规定，医疗机构应当根据医疗实践，在有关规章制度中加以明确。从规定的告知范围来看，医疗机构及其医务人员在对患者进行全面的医疗检查，对病因有了基本认识，决定采取适当的治疗措施的时候，可能出现的医疗风险也相对确定，在这个环节上就应及时履行告知义务。从处理医疗事故纠纷的实际情况来看，保留有关告知的证据，对医疗机构及其医务人员是十分必要的。这不仅是简单的自我保护问题，更重要的是使之增强证据意识、增强法律意识。履行告知义务，体现医疗机构的医德医风，涉及医务人员的心理素养和语言艺术。如果只是像“通知、通告”那样履行告知义务，认为患者签字即万事大吉，这样不但违背法律规定的告知目的的初衷，而且无济于医患关系的改善。适宜的做法是：将患者作为平等主体，与之进行医疗方面的信息交流。在医务人员的主导下，让患者认识自己的病情、医疗机构准备采取的医疗措施以及相应的医疗风险。医务人员应当场制作谈话记录，由患者或其委托代理人签字。记录履行告知义务的文书应归入医疗档案，并永久保存。对于那些病情不复杂、医疗风险相对小的常规性医疗措施，也可采用口头告知的方式进行。但是，口头告知的证据固定困难，效力较弱。通常情况下，书面告知、口头告知、默示同意具有相同的法律效力。但书面的同意是证明患者确实做出同意的最有力的证据，当前医疗机构更多使用的是书面形式，以备出现纠纷时在司法程序中用来抗辩。由于目前法律、法规对告知的方式没有具体规定，不同医疗机构根据其特点规定也不相同。为了避免或减少医疗纠纷，医疗机构更多地保留诉讼证据，应尽量扩大书面告知的范围。默示同意一般是在出现法律有特殊规定的情形时适用，临床上一般不采用。

一、书面告知

（一）书面告知的内容

在医疗活动中，对操作过程较为复杂，有可能发生严重并发症，或并发症发生率较高以及治疗后果难以准确判定的有创检查、治疗，应当履行书面知情同意手续。主要包括：①实施各类手术、有创检查、治疗；②输注血液及血液制品；③实施麻醉；④开展新业务、新技术；⑤实施临床实验性治疗；⑥实施手术中冰冻切片快速病理检查；⑦对患者实施化疗、放疗、抗结核治疗等；⑧在急诊或病情危重，处于抢救状态情况下，患者或其亲属要求终止治疗、出院、转院。为了方便工作，根据医院特点可制订制式知情同意书，如《有创检查、治疗（手术）知情同意书》《医疗用血知情同意书》《麻醉知情同意书》和《接受实验性治疗知情同意书》等。

（二）书面告知实施步骤

1. 要求各级医护人员自觉遵守法律、法规和医疗护理技术操作规范、常规，在实施各种有创检查、治疗时，必须严格掌握适应证和禁忌证。

2. 在实施各种检查、治疗前，操作者必须亲自与患者或其亲属详细交代病情、检查治疗的目的、可能发生的并发症及意外情况等，在患者本人或其亲属知情同意的情况下，医患双方履行《有创检查、治疗（手术）知情同意书》签字手续后，方可实施操作。

3. 使用血液及血液制品前，经治医师必须对患者或其亲属进行输血风险教育，详细交代使用血液及血液制品可能发生血源传播性疾病、输血反应等情况，经其知情同意并签署《医疗用血知情同意书》后，方可安排使用血液及血液制品。

4. 实施麻醉前，麻醉医师必须亲自与患者或者其亲属详细交代麻醉的方式、可能发生的麻醉并发症及意外情况，经患者本人或其亲属知情同意并签署《麻醉知情同意书》后，方可实施麻醉。

5. 对医院首次开展的新业务、新技术，科室必须将其开展的新业务或新技术的名称、风险、技术保障及患者选择情况，逐级报医疗主管部门论证、审核批准后，方可安排患者接受治疗。

6. 在开展临床实验性治疗时，治疗负责人要如实向患者或其亲属告知所进行的治疗属于临床实验性治疗。在患者或其亲属知情同意的情况下，签署《接受实验性治疗知情同意书》和《有创检查、治疗（手术）知情同意书》，否则严禁安排治疗。

7. 为及时解答患者或其亲属的咨询，履行知情同意手续，必须由操作者亲自进行，不得由他人替代。

8. 在不违反保护性医疗制度前提下，要明确履行书面知情同意手续的顺序。即：患者，配偶，父母，成年子女，其他近亲属，患者所在单位、居民委员会、村民委员会指定人员等。

（三）书面告知的特殊情况处理

1. 对急诊、危重的患者拟实施抢救性的手术、有创检查、治疗、输注血液及血液制品、实施麻醉时，在患者本人无法履行知情同意手续又与其亲属无法取得联系，或其亲属短时间内不能前来履行有关手续，且病情又不允许等待时，应由经治医师提出医疗处置方案，填写《有创检查、治疗（手术）知情同意书》，经科室领导签署意见后，报医疗主管部门或医院领导批准实施。

2. 患者亲属不同意医院拟对患者实施抢救性治疗措施时（如急诊手术、气管插管、使用呼吸机、血液透析、输血、用药等），由主治医师以上人员向患者亲属告知不接受抢救性治疗可能出现的不良后果，以及医院对此不承担责任。告知情况必须详细记录，由经办医师和患者亲属签名，存入病历档案，方可同意患者亲属的要求。

3. 对急诊、危重患者正在实施抢救性治疗措施，患者亲属要求终止治疗时的处置包括三方面。第一，要求接患者出院的，经治医师要将亲属意见立即报科室领导，由患者所在科室主治医师以上人员，将终止治疗后可能出现的不良后果向患者亲属充分交代清楚，明确告知由此造成不良后果医院不承担责任。之后将医师意见、亲属意见用专用病案纸详细记录，由经办医师和患者亲属签名，即时存入病历档案，方可同意亲属的要求。第二，对于靠人工辅助器械维持生命的患者（如使用呼吸机等），其亲属要求继续留院治疗，但又要求停止使用人工辅助器械，如停止使用呼吸机、拔出气管插管等，医务人员应当拒绝患者亲属要求。第三，因冰冻切片诊断的局限性，对拟行手术中冰冻切片快速病理检查的患者，应办理接受手术中冰冻切片快速病理检查知情同意手续。特殊情况下，由患者所在科室通知病理科，由病理医师、手术医师共同与患者亲属办理接受手术中冰冻切片快速病理检查知情同意手续。对临时决定实施手术中冰冻切片快速病理检查的，由手术者亲自或指定医师与患者亲属补办接受手术中冰冻切片快速病理检查知情同意手续。

二、口头告知

对操作简单无严重并发症或并发症发生率低的有创检查、治疗，在患者病情允许、操作者技术水平达到要求并经充分准备的条件下，在向患者或其家属交代检查、治疗的意义并征得患者或其家属同意后，可以不履行书面知情同意手续，但应当作必要的记录，予以证明医务人员履行了告知义务。包括：①周围浅表静脉穿刺；②常规肌肉注射；③腹腔穿刺；④上颌窦穿刺（耳鼻喉科）；⑤阴道镜检查；⑥脑电图、肌电图；⑦表浅点状痣激光治疗；⑧尿动力学检查（插尿管）；⑨外周浅静脉切开；⑩间接检眼镜巩膜压陷检查；⑪ 直接、间接喉镜检查等。

口头告知在某种特殊情况下，可以实施书面告知。分两种情况：一种可以口头告知，一种视情况决定实施口头告知或者书面告知。

三、公示告知

公示告知的显著特征是告知对象不具有特定性，具有广而告知的作用，这是医疗机构履行告知义务、方便患者就医的一个重要方面。随着医院信息系统的建立与不断完善，为患者提供就医指导和多方面咨询服务，是展示医院医疗水平、医德医风的窗口，也是体现“以病人为中心”的服务宗旨的基本要求。在眼科门诊诊疗区以及住院病房，可以将眼科常见病、多发病的科普知识的内容上墙，也可以将眼科常见的特殊检查、特殊治疗，手术的注意事项、风险、疗效等上墙，同时将本医院、本科室的眼科医护人员的简介上墙。

四、集体告知

眼科医疗服务项目有限，可以进行很好的类型化管理，尤其是一些眼科手术或者创伤性、风险性操作，更是可以采用类型化的方式将医疗风险、诊疗方案、注意事项等进行类型化管理。相关的告知内容，一方面可以采用前述的“公示告知”的方式，制作面板、宣传画等上墙，让患者及近亲属可以随时阅读；另一方面，医院可以录制视频资料，在医院的候诊区、医院的网站播放，还可以在手术或操作实施前组织患者及亲属集中观看、答疑，作为书面告知的补充方式。

第三节 告知的特殊情况与处理

在具体的医疗活动中，医务人员要向患者提供其疾病、治疗、风险并使患者能够做出医疗决定的信息，这是一个涉及医学、伦理、法律、文化等社会各个层面的复杂问题。由于临床医学是一门实践性很强的科学，医生从接诊患者那一刻起，便在寻找证据，以证明患者患病种类。要寻找到得力的证据，做到准确有序、不偏不倚，并完美无缺地告知患者，这是难度极大的事情。比如X光、B超、螺旋CT、核磁共振、PET-CT等现代医疗仪器的使用，也只能提示病变，而不能绝对定论。提供给医生的也仅仅是疾病诊断的参考依据，而不是“铁证”。而且，不同的疾病有不同的发生、发展和转归，同一种疾病发生在不同病患个体，其展示特点、治疗及预后也不相同，医生对疾病的认识必须要有一个由浅入深、由表及里、由此及彼、去伪存真、动态分析的过程。疾病的发生也有一个由隐匿到明确、由不典型到典型、由一般到特殊、由未知到已知的过程。更何况有些疾病的病因人类尚未认识，治疗方法尚无定论。这就决定了医务人员将患者的病情、医疗措施、医疗风险等告知患者的范围是有限的。

在美国州与州之间法律规定的医生告知标准是不同的。一些州采用合理的医生标准，即医务人员在相同或类似的条件下将做出的说明；另一些州则采用合理的患者标准，即患者为做决定需要怎样的信息，而不是一个合理的医生做出在此位置上的怎样的行为。英国规定的医生告知义务采用的是“合理的医生标准”，其告知的范围小于美国。日本有四种学说：即合理的医生说、合理的患者说、具体的患者说、具体的患者与合理医生两重基准说。综观各国判例、学说中关于医生告知义务的标准，大致可分为两类：一类是以医生为中心，一类是以患者为中心。

在我国，根据有关法律法规和医疗实践经验，一般应以“一个有理性之人处于与患者相同或相似的状况下，所期待被告知之事项”作为范围，通常应当告知的内容有：诊断的结果及病情、症状；拟采用的治疗方法及其性质、内容和范围；拟采用的治疗方法的治愈率及治疗结果；拟采用的治疗方法可能伴随的风险与不良反应；其他可供选择治疗方法的性质、内容、可能结果、成功率及危险性等，不同方案治疗的利与弊；治疗费用、使用药物、器械及可能的不良反应、饮食限制、生活方式等。

一、对不具备完全民事行为能力患者的告知

民事行为能力是一个法律概念，是指公民通过自己的行为取得民事权利或设定民事义务的能力。根据《民法通则》第 16 条的规定，未成年人的监护人首先应由其父母担任（包括养父母、有抚养关系的继父母），未成年人的父母已经死亡或者没有监护能力时，由以下具有监护能力的人担任其监护人：

祖父母、外祖父母、兄、姐以及关系密切的愿意承担监护责任的其他亲属、朋友，而且需经未成年人的父母所在单位或者未成年人住所地的居民或村民委员会同意。此外对于担任监护人有争议的，要经过指定产生，对指定问题在这里不再说明。

我国法律有明确规定。根据《民法通则》第 11 条、第 12 条的规定：不满 10 周岁的未成年人是无民事行为能力人。10 周岁以上不满 18 周岁的未成年人为限制民事行为能力人，但可以进行与他的年龄、智力相适应的民事活动，其他民事活动由他的法定代理人代理，或者征得其法定代理人的同意。

由于医疗行为的复杂性和风险性，在实际生活中属于限制民事行为能力的未成年人，其知情同意权通常也需要由其法定代理人代为行使。但对于年满 16 周岁不满 18 周岁，且以自己的劳动收入为主要生活来源者，我国法律则认为其属于完全民事行为能力人，当然可以独立行使其知情同意权。

总之在通常情况下，未成年人知情同意权的具体行使主体主要是其父母。这种

情况在儿童专科医院、综合医院的儿科里最为常见。在对这样的患者进行医疗活动时，医务人员应及时与其监护人沟通，向其监护人交代患者的病情和有关诊疗情况，并征求其意见，实现医患互动。

不具备完全民事行为能力与完全民事行为能力是相对的概念，我国《民法总则》第 17 条到第 20 条[①]对公民的民事行为年龄有新的规定，较之前《民法通则》[②]的规定有所变化。18 周岁为是否成年的分界年龄，已满 18 周岁的自然人为成年人，具有完全民事行为能力，自己决定自己的事务。不满 18 周岁的自然人为未成年人，分为两种情况：一是不满 8 周岁的未成年人为无民事行为能力人，他的行为由监护人代为行使；二是 8 周岁以上不满 18 周岁的未成年人为限制民事行为能力人，只能行使与其年龄、智力相适应的民事行为。限制民事行为能力人包括三种情况：一是指《民法通则》《民法总则》的规定，已满 8 周岁未满 18 周岁的未成年人，二是指不能完全辨认自己行为的精神病人，三是指不能完全辨认自己行为的呆傻等智力不全的人。对不具备完全民事行为能力的患者实施医疗行为履行告知义务时，其知情同意权由其法定代理人代为行使。

应当明确，知情同意权在于患者对治疗的性质、目的及后果的理解并据此做出临床决策，与《民法通则》规定的民事行为能力是有区别的。因为患者的行为能力是暂时的而不是永久的，在患病期间无行为能力或限制行为能力，当疾病好转可能就恢复为完全民事行为能力人。如患者住院时年龄不满 18 岁，疾病治疗好转后已满 18 岁，那么后续治疗手段就应当首先征得患者的同意。再如，一个身心健康的人在生活中受到不幸事件的打击，一时失去记忆和知觉，当疾病好转可能就是一个具有

---

①《民法总则》第 17 条：18 周岁以上的自然人为成年人。不满 18 周岁的自然人为未成年人。

第 18 条：成年人为完全民事行为能力人，可以独立实施民事法律行为。16 周岁以上的未成年人，以自己的劳动收入为主要生活来源的，视为完全民事行为能力人。

第 19 条：8 周岁以上的未成年人为限制民事行为能力人，实施民事法律行为由其法定代理人代理或者经其法定代理人同意、追认，但是可以独立实施纯获利益的民事法律行为或者与其年龄、智力相适应的民事法律行为。

第 20 条：不满 8 周岁的未成年人为无民事行为能力人，由其法定代理人代理实施民事法律行为。

②《民法通则》第 17 条："18 周岁以上的公民是成年人，具有完全民事行为能力，可以独立进行民事活动，是完全民事行为能力人。""16 周岁以上不满 18 周岁的公民，以自己的劳动收入为主要生活来源的，视为完全民事行为能力人。"不具备完全民事行为能力人即限制民事行为能力人。

完全民事行为能力人，其后续治疗措施、医疗风险无疑应由其本人决定。

需要特别说明的是，《民法总则》第33条增加了一项过去没有的规定，即“意定监护制度”。意定监护是为保护成年人因其行为能力可能发生障碍或丧失，致其无法处理事务所设。意定监护的出现，标志着我国成年人监护制度的一大进步。其实在成年人意定监护出现之前，2012年修订的《中华人民共和国老年人权益保障法》（简称《老年人权益保障法》）第26条对老年人的监护已有类似的规定，即老年人在具备完全民事行为能力时，可以在近亲属或者其他与自己关系密切、愿意承担监护责任的个人、组织中协商确定自己的监护人，在老年人丧失或者部分丧失民事行为能力时，确定的监护人依法承担监护责任。虽然《老年人权益保障法》规定有意定监护的内容，但因为老年人属于相对弱势的群体，所以《老年人权益保障法》实际上受到的关注度比较低，而《民法总则》再次提出意定监护的制度，把行使主体的范围从老年人拓展到所有成年人，足见该制度的价值。《民法总则》第33条规定，具有完全民事行为能力的成年人，可以与其近亲属、其他愿意担任监护人的个人或者组织事先协商，以书面形式确定自己的监护人。协商确定的监护人在该成年人丧失或者部分丧失民事行为能力时，履行监护职责。这项制度为一些重病患者在预期自己疾病可能向不好的方向发展的情况下，在自己陷入生命终末期无法表达做出意思表示以前，预先做好监护人设定安排，该监护人一旦设立，将来患者陷入昏迷等无法表达自己意思的情况下，监护人即发生法律效力，可以为患者行使监护权，当然包括替患者行使医疗知情同意权。意定监护制度为“临终关怀”“安宁疗护”等制度的设立奠定了法律基础。

二、抢救危重患者时的告知

当患者的生命受到威胁，或如不实施某一治疗将导致患者受到严重或长期的损害时，允许医生在没有得到患者知情同意的情况下，对患者进行挽救生命的治疗，视为患者“默示同意”，其法律依据是紧急避险理论。紧急避险医疗抢救行为是指医务人员为了抢救患者的生命或治愈疾病，在迫不得已的情况下，不得不冒较小的风险或损害较小的利益，以保护较大利益免遭损害的行为。《医疗事故处理条例》第33

条第 1 款规定:“在紧急情况下为抢救垂危患者生命而采取紧急医疗措施造成不良后果的，不属于医疗事故。”第 49 条规定:“不属于医疗事故的，医疗机构不承担赔偿责任。”有的学者称为这是一条道德条款，是为了公众的利益。《病历书写基本规范》第 10 条规定：为抢救患者，在法定代理人或近亲属、关系人无法及时签字的情况下，可由医疗机构负责人或者被授权的负责人签字。

三、对特殊疾病患者的告知

《医疗事故处理条例》规定，医疗机构及其医务人员应当如实将病情、医疗措施、医疗风险告知患者。但对于患有特殊疾病的患者，如恶性肿瘤明确诊断后，如果将病情、不良预后如实告知患者本人，可能会引起消极作用，使其产生不安、忧虑，丧失与疾病做斗争的信心，甚至导致自杀等。当患者明确诊断患癌症后，许多家属首先要说的一句话是:“您千万不要把实情告诉他（她）本人。”可事实上，在当今信息化社会和患者文化素质不断提高的情况下，向患者完全隐瞒病情是难以做到的，从配合医疗的角度讲也是没有必要的。一般应首先向其家属直言相告，对患者避重就轻，再根据其家属意见或本人的要求，采取适当的方式告诉患者本人。

告知患者本人也要因人而异。对于大多数情感正常的患者应理性地暗示，如“您的病情不像您想的那么简单，可也没有我们预料的那么糟，希望您积极配合，做好进一步的检查和治疗”，从而使其放松紧张情绪、消除恐惧心理。对于情感脆弱的患者，平静的回避可以使他（她）们得到安慰；对于一向不注意身体、患病还不听劝告，大量吸烟饮酒的患者，向他们如实告知就显得十分必要；对于精神脆弱或身体状况差的患者，应注意选择时机和方式，暂缓或委婉告知。总之，对于患特殊疾病的患者，无论疾病发展到多么严重的程度，即使到了医生没有任何办法的时候，也不要忘记告诉患者“我们有办法”，也要给患者以战胜病魔的信心。医生的一句话可以使患者在疾病面前筑起坚不可摧的长城，也可能导致患者在疾病的攻击下精神完全崩溃。

四、对涉及患者个人生活方式或观念的告知

在医疗活动中，由于医患双方掌握的医学知识水平不同，在对疾病诊治的决策和理解方面存在着明显的差异，医务人员应当为解除患者的病痛做出最佳选择。在患者知情同意的情况下，纯粹技术性的决定一般应以医务人员的意见为主，但医务人员的合理化建议有时与患者不明智的选择相矛盾。如患者由于宗教信仰拒绝输血，医务人员不经患者同意就不能强行为其输血；患了不宜怀孕疾病的患者坚持要怀孕，医务人员也不能武断为其终止妊娠；乳腺癌患者在得知病情情况下，为了保持完好体形决定切除部分肿物，医务人员就不能以延长寿命为由对其进行乳腺全部切除。总之，对于涉及患者生活方式或观念方面的问题应尊重患者的意愿。

五、使用高值药物、材料的告知

高值药物、医用材料的使用应当告知患者或其家属，需征得其同意使用后方可使用，以免日后发生纠纷。同类药物有国内企业、中外合资企业、独资企业等不同厂家生产，价格相差甚远，国产药品与进口药品的价格更是相差悬殊。如某医院为患者使用抗生素，在未告知患者的情况下一上来就用西力欣（头孢呋辛）静脉滴注。由于青霉素与西力欣的价格相差近一百倍，患者以医院在未征得其同意就擅自使用价格昂贵的西力欣的情况下，以侵犯知情权为由拒付医疗费。眼科医用耗材是如此，比如同样是人工晶体，有不同厂家的人工晶体，有国产的、进口的、单焦点、多焦点的区别，不同的人工晶体价格不同，甚至相差很大。作为医务人员，应当将这些内容明确告知患者或其家属，是否使用由其自己决定，切不可越俎代庖。一旦由此引起纠纷，以医院出于患者生命健康利益考虑、药品或材料效果更好为抗辩理由，在法律上是站不住脚的。

六、替代医疗方案的告知

2010年的《侵权责任法》首次要求医务人员应告知患方替代医疗方案，《医疗纠纷预防和处理条例》第13条也规定了替代医疗方案的告知。但在实际工作中，医务人员对于替代医疗方案的告知程度仍然存在困惑。

替代医疗方案的选择与医师裁量权相关。医师根据当时的医疗水平以及患者的具体病情，筛选出可行的医疗方案以供选择。而医师的注意义务受到当时、当地的医疗水平限制，以及医院等级、医师职称等诸多因素制约，不可能穷尽当时所有的医疗方案。例如偏远落后地区的基层医生可能无法获知经济发达城市的顶级医院对疾病更适宜的医疗方案。但如果不能穷尽当时的医疗方案，又在某种程度上损害了患者的知情同意选择权，这便构成了矛盾。

笔者认为，替代医疗方案的告知程度取决于医师的注意义务，固然越高的注意义务越有利于患者权益的保护，但在衡量注意义务履行是否存在过失时，应在依据法律、行政法规、规章以及其他有关诊疗规范进行认定的同时，仍需综合考虑患者病情的紧急程度、患者个体差异、当地的医疗水平、医疗机构与医务人员资质等因素。

一般而言，医务人员在向患者告知替代医疗方案时，应当坚持两个原则：一是以本医疗机构开展的医疗项目为限，超出了本医疗机构的诊疗能力范围的医疗方案，医务人员告知不清楚，患者也难以选择相应替代医疗方案的治疗；二是对已经成熟的、业界公认的诊疗技术予以告知，主要是避免有的医疗机构及医务人员业务安于现状，不求上进，不对技术进行改进、提高和更新，为了保障患者充分的医疗选择权，而做出此告知要求。

第五章

眼科医疗侵权责任

眼科诊疗行为具有快捷、有效等特点，但相对于其他临床学科，眼科诊疗行为可能对患者身体会造成更严重的损伤，在给患者带来治疗效果的同时，医疗风险也成倍增加。眼科医师在评估患者病情、决定诊疗行为方案、实施诊疗行为以及进行术后康复等环节，都存在程度不同的风险，每一个环节稍有不慎都可能使患者受到伤害，由此引发医疗纠纷甚至医疗侵权诉讼。

第一节 医疗侵权与医疗损害赔偿纠纷

一、医疗侵权责任构成要件

在我国，患者与医院因医疗服务过程发生争议，患方认为其遭受的损害系医疗机构及其医务人员造成并提出索赔要求时，立法上一般按照医疗侵权纠纷或者医疗服务合同纠纷来处理。在司法实务上则更倾向于按照医疗侵权纠纷处理，患者也多选择医疗侵权提起诉讼，即医疗损害赔偿纠纷。侵权责任构成理论是侵权责任法的核心。任何民事活动，如果要认定其违法，应当承担侵权责任，就必须要符合法定的侵权责任构成的条件。在这些法定的构成条件中，如果被诉的民事行为缺乏任何一个条件，即可以认定侵权责任不能成立。侵权责任构成理论中最为重要的是侵权责任构成要件，侵权责任构成要件是指承担一般侵权责任的各种作为必要条件的因素。

《侵权责任法》第 54 条规定：患者在诊疗活动中受到损害，医务人员有过错的，由所属的医疗机构承担赔偿责任。该规定阐述了医疗侵权责任的构成。我国学者大多都主张侵权责任构成要件四要素说，即认为侵权责任构成须具备行为的违法性、违法行为人要有主观上的过错、损害事实存在、违法行为与损害事实之间具有因果关系。医疗损害赔偿责任的构成需要符合以下四方面的要素：违法行为、损害后果、因果关系、主观过错。只有在这四方面要素同时具备的情况下，医疗损害赔偿责任才能成立，才需要由医疗机构承担赔偿责任。

二、医疗过错认定的理论学说

在医疗侵权构成要件中，医疗过错为核心要件。这是医疗损害责任构成的主观要件，表现了医疗机构及其医护人员的侵害行为在主观上的应受责难性。过错是指加害人在实施行为时主观上的一种可归责的心理状态，即加害人在实施行为时，心理上没有达到其应当达到的注意程度。医疗过错是医务人员的主观心态，无法进行考察。实务上常常通过其是否违反法律、法规、诊疗规范、操作规程等客观行为予以考查。

过错表现为故意和过失两种基本形态。故意分为直接故意和间接故意，直接故意指明知损害结果会发生，并且希望损害结果发生的心理状态；间接故意指能够预见到损害后果发生的结果，并放任这种损害后果发生的心理状态。过失分为疏忽大意的过失和过于自信的过失，疏忽大意的过失指行为人应当预见到自己的行为会引起损害后果的发生，因为疏忽大意而没有预见，最终导致损害后果发生的心理状态，过于自信的过失指已经预见到损害后果的发生，但是轻信能够避免，结果导致损害结果发生的心理状态。

这种区分在刑法上有非常重要的意义，对于判定犯罪嫌疑人的刑事责任非常关键，但在民法中的区分并没有这么严格，其原因在于民法中注重的不是惩罚功能而是弥补功能，无论行为人主观上的心理状态如何，只要存在一定的过错且行为造成了损害后果，就需要依法承担相应的责任。按照《侵权责任法》的有关规定，医疗机构及其医务人员存在过错需要由患者一方承担举证责任，即由患者一方提供证据证明医疗机构及其医务人员的行为存在主观过错。当然，考虑到患者一方证明医疗机构主观过错的困难性，《侵权责任法》第 58 条规定了 3 种推定医疗机构存在过错的情形，其目的在于减轻患者的举证责任，平衡医患双方的力量对比。

三、医疗过错认定的实际操作

医疗过错是否存在，学理上一般考查医疗机构及医务人员是否尽到专业上最佳注意义务，包括危害结果预见义务和危害结果避免义务。《侵权责任法》第57条规定了医疗过错认定的一般原则，即医务人员是否尽到“与当时的医疗水平相应的诊疗义务”，即医疗义务内容的考察是以“当时医疗水平”为前提的。何为“当时医疗水平”？一般来说，一般医疗行为（普通的、入门级的医疗行为）仅以时间为限，特殊医疗行为（非入门级的医疗行为，比较复杂、难度大、需要专门培训甚至专门设备方可完成的医疗行为）则要根据当时、当地、同类别医疗机构、同类别医务人员的情况来确定。

具体来说，在认定医疗过错时，应当以医疗过程来认定，不能简单看医疗结果。患者在接受医疗服务后发生了与预期不同的结果，如误诊误治、漏诊漏治、发生并发症、残废、死亡等，均是医疗结果，虽然不是医疗所追求的结果，但医方是否应当承担责任不能以此为依据，而应当考查医疗的全过程医疗机构及医务人员是否尽到其应尽的义务。如果医疗机构及医务人员已经尽到其应尽的义务，仍然发生这些不理想的结果，医方没有责任；反之，如果医疗机构及医务人员没有尽到其应尽的义务，发生这些不理想的结果，医方则有责任。考查医疗过程，主要强调问诊、检查、会诊、治疗、转诊等临床核心环节是否符合诊疗规范。

第二节 眼科容易发生侵权纠纷的环节与纠纷表现

一、眼科诊疗行为引发医疗侵权的环节

考查眼科诊疗行为医疗纠纷中医疗机构及医务人员是否应当承担侵权责任，仍然要强调诊疗行为医师是否尽到其应尽的注意义务，仍然是考查医疗的过程而不是简单看医疗结果，具体来说需要考查以下内容。

（一）对患者的检查

对患者身体的检查包括查体和辅助检查两个方面。对患者实施正确而及时的检查是眼科诊断、治疗的基础，如果对患者身体不做检查，或者检查粗疏，遗漏重要的健康信息，导致错误诊断、遗漏诊断，乃致做出错误的诊疗行为决定、错误的诊疗行为方案，都属于医疗机构及医务人员的过错。

（二）诊疗行为风险的评估

对于患者而言，任何眼科诊疗行为都是有风险的。眼科诊疗行为风险来自3个方面：①所有患者在医疗过程中面临的风险，即普通医疗风险，患者患病进入医院甚至没有进入医院都会面临的风险；②对患者实施的诊疗行为本身具有的风险，即某眼科诊疗行为在实施中无论患者是谁都会面临的风险，比如术后感染；③特定患

者接受特定诊疗行为面临的风险，即患者的疾病情况、身体解剖变异、健康状况、多次诊疗行为等情况，都会让患者本次诊疗行为面临特殊风险。诊疗行为医师于诊疗行为前在充分了解患者的基本特点和健康情况的基础上，对患者本次接受诊疗行为面临的风险进行准确而全面评估。

《医疗纠纷预防和处理条例》第 14 条规定，开展手术、特殊检查、特殊治疗等具有较高医疗风险的诊疗活动，医疗机构应当提前预备应对方案，主动防范突发风险。对医务人员提出了积极主动评估手术、特殊检查、特殊治疗风险并制订预案、积极防范风险发生的要求。关于手术、特殊检查、特殊治疗存在的风险一般可以分为两类：一类是常见的、对所有患者而言都存在的风险，医务人员应当有所认识，同时应当制订日常诊疗活动相应的应对预案；一类是针对具体患者的特殊情况而存在的风险，这需要医务人员在具体病例中有针对性地评估风险、制订风险防范的预案。

（三）诊疗行为方案的制订

眼科诊疗行为是侵袭性最深、最大的治疗措施，相应的风险和伤害都最大，尤其是在对患者的疾病情况、身体情况不了解的情况下，做了不该做的诊疗行为，无异于加大患者的身体伤害甚至加速患者的死亡。因此，诊疗行为前主导医师应当在全面了解患者疾病情况、身体健康状况的基础上，有针对性地制订诊疗行为方案。诊疗行为方案内容，除了诊疗行为方式、诊疗行为范围、诊疗行为者的确定之外，还应当包括术中可能出现的意外情况、术后并发症预防等方案的制订。

（四）医疗告知（术前谈话）

与患者享有知情同意权相对应，医疗机构及医务人员有向患方告知的义务。根据《侵权责任法》第 55 条规定，医方向患者告知的内容包括患者的病情、医疗风险、治疗方案、替代医疗方案等内容。主刀医师与患者及其家属进行的术前谈话，即是履行医疗告知义务。医务人员在与患者及其家属谈话时，必须要按照既定的程序，以“知情同意书”为谈话提纲，逐条逐项进行交流，解答患方的疑惑，在保障患方充分知情的前提下让患者或其代理人签字。

（五）诊疗行为操作

诊疗行为操作是眼科治疗的核心环节。诊疗行为操作要求术者按照诊疗行为操作规范实施，遵守诊疗行为指南中确定的程序，不能图方便、省事，擅自简化操作步骤。即便对诊疗行为方式进行改进，也应当在进行过充分论证、动物实验的基础上实施。当然，诊疗行为如何操作，只有诊疗行为者自己知道。但是术中发生的意外情况，作为诊疗行为同行一定能发现操作中的问题，因此，对于诊疗行为操作是否违反常规，术中是否有操作失误，通过同行评价（医疗鉴定）可以确定。

（六）围诊疗行为期看护

术后一段时间对患者的病情观察、护理、换药等医疗环节非常重要，直接决定和影响诊疗行为的效果。这一过程实施的效果，取决于诊疗行为者的专业团队的力量和能力，包括经治医师、麻醉师、护士乃至营养师等。

（七）出院后医嘱

患者出院后还需要进一步的跟进治疗和康复，有的患者还需要定期复查、定期治疗，实施必要的康复治疗。眼科诊疗行为患者出院时，经治医师应当在主刀医师指导下制订患者出院医嘱，护理人员也要向患者交代自我护理的要求。如果因为出院医嘱、护嘱告知不到位，导致患者出院后出现意外情况，仍然视为医方的过错。

二、常见的眼科侵权纠纷

各种眼科医疗纠纷中，是否构成医疗侵权，医方是否要承担医疗损害赔偿责任，仍然按照《侵权责任法》第 54 条规定的四个要件来认定，四个要件缺一不可。但在眼科领域，该四要件中医疗过错具有特殊性。因此，下面所列纠纷类型，主要分析各类纠纷的医疗过错。

（一）误诊误治纠纷

误诊误治皆为医疗结果，不能成为医疗侵权责任承担的理由。在误诊误治纠纷中，主要考查医疗机构及其医务人员在接诊、治疗过程中是否尽到了其应尽的注意义务，即在诊疗过程中是否有问诊、检查、会诊、治疗、转诊等环节，且各诊疗环节是否符合诊疗规范。如果医务人员已经按照诊疗规范要求，履行了上述义务，仍然发生误诊误治，医方不承担责任。

（二）患者出现并发症纠纷

并发症仍然是一种医疗过程中的结果，发生了并发症是不是医方不承担责任呢？不一定。应当看医疗机构及医务人员在诊疗过程中是否尽到其注意义务，即：①在术前对并发症等风险有充分的预见；②术前、术中、术后对该并发症等风险已经采取了相应的防范措施；③发生并发症时，医务人员是否能及时察觉、及时诊断、及时处理，并且符合诊疗规范。

（三）患者术后残疾、死亡纠纷

患者术后出现了残疾、死亡，同样是医疗的结果，并不意味着医院就有过错。医院是否具有过错，需要考查医疗过程即诊疗行为前、诊疗行为中、诊疗行为后是否存在未尽医疗义务的情形。具体内容包括术前检查、诊疗行为方案选择、医疗风险评估及告知、诊疗行为操作、术后处置等是否符合诊疗规范，是否尽到了应尽的注意义务。

（四）医方告知不到位引发的纠纷

诊疗行为方案及医疗风险告知是眼科诊疗行为实施前医方的法定义务，术前主刀医师必须履行该义务，除非是紧急情况下的诊疗行为。医疗告知义务的履行，除了程序上的要求之外，还有内容即实质性的要求。如何判断诊疗行为医师是否尽到告知义务呢？一般告知的内容应当以一个正常理性医务人员所能告知的内容为准，以一个正常理性人能够听懂的方式进行告知。此外，在一些疑难复杂诊疗行为的告知方面，医方还应当采取其他方式强化告知效果，比如通过第三方见证、录音、录像等。但是罕见并发症医方在告知中不可能穷尽，宜采取开放的、兜底性的“其他风险”予以告知。

第三节 侵犯患者知情同意权责任纠纷

一、医疗告知义务的履行方式与证明

医务人员在诊疗活动中，除了必须尽到一般医师的注意义务外，在遇到患者出现特殊情况，进行特殊检查、特殊治疗等情形下，按照《侵权责任法》第55条及其他有关规定，医务人员必须将医疗行为有关的医疗措施、医疗风险、替代方案、可能的风险和结果等情况告知患者或其近亲属，并征得患者或其近亲属的同意。一般情况下，告知应当采用书面形式，在条件具备时也可以采取录音、录像等形式，一旦发生纠纷，书面、录音、录像等形式能够再现告知当时的情形，能在一定程度上证明医务人员的确尽到了说明义务。但是实践中，很多医务人员经常采用口头告知的形式，由于口头告知这种告知方式难以再现，同时也容易因为时间过久等原因而无法为当事人确定，造成医疗机构抗辩的困难。

在医方尽到了告知义务，保障患者知情权的基础上，由患者根据自己的意志做出符合自己意愿的选择和决定。《民法总则》第130条规定，民事主体按照自己的意愿依法行使民事权利，不受干涉。患者本人是首选的签字人，只有患者系未成年人、严重精神病人，或医方实施保护性医疗，患者处于昏迷状态等情况下，才由患者近亲属或者代理人行使知情同意权。即便是患者的委托代理人、法定代理人代替患者行使知情同意权，也应当以维护患者的利益、体现患者的意愿为原则。需要说明的是，患者在入院时签订的授权委托书仅在患者不在场或者在场但不能或者不愿意亲自履行权利时，才由其委托人代为行使，且其委托人代替患者行使知情同意权应当以患者的利益为核心。如果患者和其代理人同时在场且患者本人和其近亲属、代理人意见不一致时，应当以患者本人的意见为准。患者本人意见与其近亲属、代理人意见不一致时以患者的意见为准，并不是解除了授权委托，而仅是授权委托的暂时中止。同时，如果患者同时委托多位代理人时，应当按照《民法总则》第166条规定，多位代理人应当共同行使代理权，但是当事人另有约定的除外。

二、知情同意书的法律效力

患者或其代理人签字的知情同意书是否具有医方免责的法律效力呢？必须说明的是，医务人员专业上的最佳注意义务包括危害结果预见义务和危害结果避免义务，只有两个义务都尽到了才能认定医务人员没有过错。知情同意书的签署仅表明医方尽到了危害结果预见义务，由于尚未实施诊疗行为，因而难以判断将来诊疗行为实施中医方是否尽到危害结果避免义务，只有等待诊疗行为实施之后从医疗过程来判断。因此，知情同意书的签署是医方免责的前提和基础，没有签署知情同意书则可以认定医方没有尽到危害结果预见义务，可以直接认定医方的责任；知情同意书签署后，需要进一步结合医疗过程来判断医方有没有尽到危害结果避免义务。

三、侵害患者知情同意权责任纠纷

（一）违反知情同意的医疗损害责任构成

侵害患者知情同意的医疗损害责任构成要件为：医方存在未尽合理告知说明义务的过错行为、患者有损害后果以及医方过错行为与患者损害后果之间存在因果关系。

1. 医方未履行充分的告知说明义务

医方未履行充分的告知说明义务的行为，即侵权责任法上所称的过错行为。主要的过错行为类型包括：未告知、告知不充分、告知错误、告知延迟、告知后未获同意而实施医疗行为 、告知不适当等。

《最高人民法院关于审理医疗损害责任纠纷案件适用法律若干问题的解释》第 5 条规定，患者依据《侵权责任法》第 55 条规定主张医疗机构承担赔偿责任的，应当提交到该医疗机构就诊、受到损害的证据。实施手术、特殊检查、特殊治疗的，医疗机构应当承担说明义务并取得患者或者患者近亲属的书面同意，但属于《侵权责任法》第 56 条规定情形的除外。医疗机构提交患者或者患者近亲属书面同意证据的，人民法院可以认定医疗机构尽到说明义务，但患者有相反证据足以反驳的除外。

这是有关侵害患者知情同意权责任纠纷中举证责任分配的规定。患者起诉医疗机构侵犯其知情同意权的，应当举证证明到该医疗机构就诊、受到损害。作为医疗机构应当证明其尽到了告知与说明义务。医疗机构证明其尽到告知与说明义务，司法解释是要求其提交患者书面同意的证据即可，即用患者的书面同意证据来证明医疗机构的告知义务履行，并没有要求医疗机构罗列其尽到告知与说明的具体事项和情形，这反映了最高人民法院降低了医疗告知义务履行的证明要求。

2. 患者所受到的人身损害后果

损害后果，即患者所受到的人身损害事实，可以是直接的，也可以是间接的。对于损害事实，我国有“人身损害说”和“知情同意权损害说”。前者以认为损害包括人身损害，主要包括生命权、健康权、身体权损害，以及随之产生的财产损害和精神损害等。后者认为损害的不是人身权益，而是知情同意权、自主决定权等民事权益，导致丧失治疗最佳时机、最佳治疗方案及其他可预见利益。在实际法律实践中，“人身损害说”的应用更加广泛。

根据《最高人民法院关于审理医疗损害责任纠纷案件适用法律若干问题的解释》第 5 条侵害患者知情同意权责任纠纷举证责任的分配上，强调了患者要证明其遭受的损害事实。同时，该司法解释第 17 条还规定，医务人员违反《侵权责任法》第 55 条第 1 款规定义务，但未造成患者人身损害，患者请求医疗机构承担损害赔偿责任的，不予支持。仅有侵犯患者知情同意权的行为，未造成患者损害后果的，不承担侵权责任，但卫生行政部门可以追究医疗机构及医务人员的行政责任。不过，在侵害患者知情同意权纠纷中的损害结果如何认定呢？因为医疗告知义务的履行发生于医疗机构及医务人员对患者采取手术、特殊检查、特殊治疗之前，手术、特殊检查、特殊治疗本身具有人身侵害性，这种侵害是否可以认定为损害结果呢？损害结果的认定标准如果不明确，这个问题就无法解决。目前学界有一种值得肯定的观点，因为医疗行为本身具有人身侵害性，对医疗行为所致损害结果的认定，应当排除医疗行为造成的合理损害，而应当将额外的、不合理损害界定为医疗行为的损害后果。

3. 侵害行为与损害后果之间具有因果关系

因果关系，即患者的损害后果是由于医方未履行充分的告知说明义务所造成的。在因果关系的判定上，既不要求达到充分条件，也不要求满足必要条件，而是要求具备“相当性”。是否符合相当性之要求，实质上是“一个可能性的判断过程”。这种“可能性”可以表现为增加了损害发生的概率，也可以表现为减少了损害得以避免的机会。如果把医疗活动中患者发生损害作为一种风险的话，若医方没有过错，这种损害属于合理风险；若医方之过错可以增加损害发生的概率或者减少损害得以避免的机会，该过错为损害发生添加了不合理之元素，即可认定该过错医疗行为与损害后果之间存在相当因果关系 。

根据《侵权责任法》“谁主张，谁举证”的规则，在违反知情同意的举证责任上，应由患方承担证明医疗机构构成侵害患者知情同意的医疗损害责任。医方提出不承担责任或免责抗辩的，由医方就抗辩事由或免责事由承担举证责任。在推定过错责任认定方面，医疗机构也要对医疗行为与损害结果之间不存在因果关系及不存在医疗过错承担举证责任。此次《最高人民法院关于审理医疗损害责任纠纷案件适用法律若干问题的解释》第5条，针对侵害患者知情同意权纠纷举证责任进行了明确，既进一步明确了“谁主张，谁举证”的规则，又针对审判实践中对书面同意的认定争议，明确“医疗机构提交患者或者患者近亲属书面同意证据的，人民法院可以认定医疗机构尽到说明义务，但患者有相反证据足以反驳的除外”的应用原则。

（二）违反知情同意的医疗损害责任承担

医方违反知情同意应承担的法律责任，在学界有不同的处理方法。以日本为例，主要有四种处理方法。

第一，“同意无效论”。因侵袭性医疗行为具有违法性，而患者的知情同意是违法性的阻却事由。为获患者的知情同意，医方产生告知说明义务。而如果医方告知说明不充分，则患者的同意无效，失去阻却违法的事由，导致医疗行为违法，从而医方应对违法行为造成的所有损害后果承担赔偿责任。

第二，“注意义务违反论”。医方的告知说明义务是其注意义务的一部分，侵权责任的构成需要四要件。因此，医方在告知说明不充分，违反了合理的注意义务时，是否需要对患者的损害结果承担赔偿责任，则需要判定告知说明不充分与损害结果之间是否存在因果关系。如二者之间存在因果关系，则医方应对患者的损害结果承担赔偿责任。

第三，“精神损害抚慰金说”。患者知情同意权的损害是一种精神损害，只要医方未充分履行告知说明义务，则使患者丧失了一定的自主决定机会，即使没有人身损害结果，也能够向医方要求精神损害抚慰金赔偿。

第四，“全损害赔偿说”。对侵害知情同意权法律责任的认定，应综合进行分析。如果医方进行了充分说明，患者是否会做出与实际已经做出的决定不同的其他决定；如果能够认定患者会做出其他决定，则该决定会产生怎样的结果；将其他决定估计产生的结果与实际决定的结果相比较，如果其他决定产生的利益大于现实结果的利益，或其他决定可能的损害小于现实结果的损害，则二者之间的利益或损害差异应按照医疗损害责任赔偿处理。如果二者之间并无差异，或患者不会有其他决定，则仅应以患者自主决定机会被剥夺为由进行精神损害赔偿 。

“全损害赔偿说”是日本的通说观点，对我国有积极的借鉴价值。在我国的法律实践中，部分案例审判意见也采纳了该观点，并判决医方仅承担精神损害赔偿，通常是象征性的赔偿，有时判决也会另外返还告知说明不足涉及诊疗活动的部分医疗费。《侵权责任法》第 55 条第 2 款规定，医务人员未尽到前款义务造成患者损害的，医疗机构应当承担赔偿责任，但该条款中并未明确患者损害的类型，是否包含精神损害。在实际审判应用中，不同法官的理解与适用也存在不同。但应当注意的是，损害赔偿应以填补损害为原则，没有损害则无须赔偿。根据《侵权责任法》与《最高人民法院关于确定民事侵权精神损害赔偿责任若干问题的解释》，自然人因人格权利遭受非法侵害，向人民法院起诉请求赔偿精神损害的，人民法院应当依法予以受理。因此，“全损害赔偿说”中，如果其他决定的结果与实际决定的结果之间利益或损害没有差异的情况下，仍给予患者精神损害赔偿是不妥的。自主选择机会的剥夺并非可请求精神损害赔偿的人格权，医方不需承担赔偿责任。且我国当前对告知说明义务的具体范围和程度规定不详，如果支持患者此诉请，则易导致滥讼、缠讼的不利社会影响，浪费司法资源。此次《最高人民法院关于审理医疗损害责任纠纷案件适用法律若干问题的解释》第17条明确规定，“医务人员违反《侵权责任法》第五十五条第一款规定义务，但未造成患者人身损害，患者请求医疗机构承担损害赔偿责任的，不予支持”，则是通过司法解释进一步明确了“无损害，无赔偿”的侵权赔偿原则，并指导未来的法律实践。也就是说，以医方没有告知替代医疗方案为例，医方虽违反了告知说明义务，但如果手术实际结果与患者可选择手术的可能效果相比，二者之间并不存在差异，甚至实际结果更优，则可认为患者并未遭受损害，医方不必承担赔偿责任 。

（三）知情同意的例外与免责

知情同意的限制，目的是防止其滥用，损害自己、第三方和公众的利益。而与知情同意的限制相区别，知情同意的例外是指保障权利目的相同，但与常规知情同意措施不同的例外情形。违反知情同意的免责事由，则是指针对医务人员违反知情同意行为，但免于承担法律责任的事由。

1. 知情同意的例外

保护性医疗是指医务人员若将真实病情直接向患者本人说明，以患者的知识程度和心理态度，可能导致患者产生绝望的心理负担及抗拒治疗等不利后果时，可以不向患者本人说明，转而向患者的近亲属说明的一项措施，也叫慎重告知说。与之相对应的，则是坚持应让患者获悉疾病真相，才能让其有余地思考和选择后续的生活方式，也叫积极告知说 。

保护性医疗的行使者是医务人员，这种判断对于医务人员来说是相对主观的。目前临床实践中，其实大部分的决定并非来源于医务人员，而是来自患者近亲属的主观判断。如果说，医务人员作为第三方尚且能够尽量客观地对患者的心理状况进行判断。但若由患者近亲属来进行判断，其中则掺杂着大量的亲情因素，是出于对患者的担忧，而无法从客观上对患者的接受能力进行分析。因此这种保护性医疗措施，实际上应属于近亲属代理行使知情同意权的一种，是心理脆弱患者的代理权行使。

心理脆弱患者的代理需要两个基本要件，即主观上患者无认知障碍，而客观上患者需要近亲属代理行使知情同意权。但如果患者未曾做过需要近亲属代理的表示，医务人员也未曾对患者的心理脆弱进行过客观评估，或者医务人员即使认为患者具备心理接受能力，但仍顺从近亲属意见，忽视患者的知情权而直接由近亲属代理行使，则构成了违反知情同意的医疗损害责任。

患者对疾病的不知情，通常会造成两方面的后果：一方面，是对疾病不能进行较好的认知，便无法客观行使同意权、选择权与拒绝权，这其中既包括对现行诊疗行为缺乏依从性，还包括对后续诊疗行为的非客观选择，从而错过适宜的治疗方法或治疗时机；另一方面，是对生命不能正确地认知，尤其是对于患有不治之症的患者，人为剥夺了其对余生合理规划选择的机会。有时患者家属与医务人员的保护性医疗措施，实际上对患者而言并不是真正的保护，所谓的“善意的谎言”也并未均对患者形成善果。

随着社会的发展，相对于单纯追求生命的长度，人们逐渐更加关注生命的质量。因此，长远来看，逐步改变目前的“选择性告知模式”，采用“完全告知模式”，充分告知患者真实病情，保障患者知情同意权利，是未来的发展方向。

2. 违反知情同意的免责事由

《侵权责任法》第56条对紧急情况下违反知情同意的免责事由进行了规定。因抢救生命垂危的患者等紧急情况，不能取得患者或者其近亲属意见的，经医疗机构负责人或者授权的负责人批准，可以立即实施相应的医疗措施。

《执业医师法》《医疗机构管理条例》均对医务人员的紧急救治行为进行了规定。从医疗机构的角度，可将其理解为紧急救治义务；而从患者的角度，则可将其理解为紧急救治权，即公民在患病生命垂危时，有得到紧急救治的权利。但医疗机构的“紧急救治权”不能对抗患者及其近亲属的知情同意权，仅是对其的补充，只有在不能取得其意见时，才能默示同意，经批准先行紧急救治。紧急救治的目的是对人的生命健康权的保障，但医疗行为具有一定的侵害性和风险性。衡量紧急救治的获益与医疗行为的侵害与风险，法律首先保障生命健康权，并容忍可能的侵害与风险。

根据《侵权责任法》第60条，在基本符合紧急医疗规范、已经尽到合理注意义务的情况下，即使紧急救治造成了轻微的不良后果，也不需承担法律责任。

另外，《民法总则》第184条还规定，“非自愿救助”行为造成被救助者（患者）损害的，救助者不承担责任。这一情形包括在医疗场所之外，医务人员非在岗期间对患者实施的“非自愿救助”行为，即便造成患者损害，实施救助的医务人员不承担责任。这也包括医务人员在非自愿救助患者的过程中，未履行医疗告知与说明义务给患者造成了损害结果的情况。

第四节　眼科侵害患者知情同意权案例分析

案例：陈某诉上海某医院侵害知情同意权责任纠纷案

【基本案情】

1999年6月21日，原告陈某（女，1975年出生）至上海某医院就诊，诊断结论为：左眼复发性结膜囊肿（术后复发），需手术摘除。原告于同月24日在被告医院行左眼脂肪瘤摘除术。1999年7月2日，原告出院。术后原告感到左眼上睑下垂，不能睁眼，遂又于同年10月19日再次至被告医院就诊，被收治入院，并于同月22日施行左眼上睑下垂矫正术。术后，原告左眼能微睁，但仍受限。同月26日，原告出院。随后，原告至上海医科大学附属华山医院就诊，被告知其左眼上睑下垂系提上睑肌损伤所致。原告遂以被告医院在治疗过程中有过错为由，向上海市某区医疗事故鉴定委员会申请进行医疗事故鉴定，该委员会于2000年8月28日出具鉴定书，内容为：（1）被告医院的诊断和治疗原则无不当；（2）病员目前左眼上睑下垂属术后并发症。鉴定结论为：本医疗事件不属于医疗事故范畴。原告收到鉴定书后未申请复议，于2000年10月24日诉诸原审法院，认为被告医院在术前未向本人告知术后有关并发症，且在手术中割断了提上睑肌，要求被告医院承担过错的赔偿责任，赔偿医疗费3,888元、误工费10,000元、残疾者生活补助费178,571元、精神损失费

50,000 元、交通住宿费 7,541 元，共计人民币 250,000 元。

【争议焦点】

被告在诊治过程中是否存在医疗过错，是否侵害了原告的知情权，是否造成了相应的损害后果。

【法院判决】

一审法院的审理与判决

原审审理过程中，原审法院就被告医院在为原告施行手术过程中是否具有过错以及过错程度等内容委托上海市某区医疗事故鉴定委员会补充鉴定，该鉴定委员会出具的补充意见为：（1）原告术后左眼上睑下垂属手术并发症，被告医院在手术过程中无不当；（2）被告医院手术前谈话记录不够完善，但与治疗过程和结果无直接关联。审理中，被告医院表示愿意从人道主义救助角度，补偿原告人民币 30,000 元。

原审法院审理后认为，在医疗纠纷中，损害事实、因果关系、行为人具有过错及不当行为系医疗单位承担侵权损害赔偿责任的 4 个必备条件，缺一不可。但根据鉴定部门出具的鉴定结论不能证明被告医院在手术过程中具有过错，故原告要求被告医院承担赔偿责任的要求难以支持，鉴于被告医院在原审审理过程中愿意补偿原告人民币 30,000 元，于法无悖，可以准许，原审法院遂依照《中华人民共和国民法通则》第 98 条、第 106 条之规定判决：（1）原告要求被告医院赔偿医疗费、误工费、残疾者生活补助费、交通住宿费的诉讼请求，不予支持；（2）被告医院补偿原告人民币 30,000 元。案件受理费人民币 6,260 元，由原告负担。

判决后，原告不服，上诉至上海市某中级人民法院，要求法院判令撤销原审判决，支持其在原审时的诉讼请求。

二审法院的审理与判决

在二审过程中，原告提出如下上诉理由。首先，被告医院在实施医疗行为过程中有过错，而医疗行为是否有过错并非以是否构成医疗事故作为衡量标准；其次，被告医院未向原告告知术后会产生目前的并发症，剥夺了原告对病况及手术后的知情权；最后，此次事故使原告精神备受打击，同居 5 年的男友弃她而去，由于目前无法自食其力而失去对女儿的抚养权，故要求支持其关于精神损失费的补偿要求。原告在二审审理过程中提供了温州某区法院案由为解除非法同居关系的判决书，以说明自己所受精神痛苦之事实。

被告医院则表示不同意原告的上诉主张。其辩称：首先，手术是在告知病人有风险的情况下施行的，并且其已将手术后各类风险告知原告，故原告应当承担目前手术并发症的风险后果；其次，被告医院在诊疗过程中没有不当之处。但被告医院仍然表示愿意在确认其无过错的前提下对原告进行适当的补偿。对于原告提供的判决书，被告医院认为和本案没有关联。

就原告提供的证据材料，二审法院作如下认证：该份判决书反映了本案原告和男友解除非法同居关系及女儿归男友抚养的事实，但此解除非法同居关系系本案原告作为该案原告提出来的，并且在整个判决书中也未反映由于原告容貌毁损而招致男友遗弃以及没有经济能力而放弃女儿抚养之事实，故此判决书与原告旨在证明的对象缺乏足够的关联性，二审法院不作定案依据采纳。

二审法院经审理查明，原审认定事实无误，双方当事人对此均无异议，二审法院予以确认。二审法院另查明，被告医院在为原告施行左眼脂肪瘤摘除术前，未明确将术后可能产生提上睑肌断裂的并发症告知原告。此节事实由被告医院在术前与患者家属陈某的谈话笔录佐证。该笔录内容为："对手术操作后可能发生的问题加以说明：(1）术中肿瘤界限不清，分离困难；(2）术中出血，术后感染；(3）术后睑球粘连；(4）误伤眼球内其他组织，影响视力。"二审法院又查明，原告因左眼脂肪瘤摘除术而花费医疗费 2,050.48 元，因左眼上睑下垂矫正术花费医疗费 1,837.83 元。原告每月收入为人民币 2,000 元，此由原告工作单位出具的工资证明材料佐证。被告医院虽认为原告工资过高，但又表示鉴于该工资情况已由有关单位证明，故可以由法院决定。二审法院再查明，温州至上海的火车票价为单程 167 元。二审法院在审理过程中，委托上海市高级人民法院法医鉴定室就原告伤情进行鉴定，结论为：原告左眼上睑重度下垂，容貌毁损。构成九级伤残，一般可酌情予休息 5 个月左右。

二审法院认为，医院作为从事医疗服务这一特殊行业的机构，其执业活动不但应当以救死扶伤、防病治病为宗旨，还应当遵循有关法律、法规的规定，以保证患者的基本权利不受侵犯。在医疗关系中，患者享有的基本权利主要有两点：其一，充分了解医疗活动所含风险的权利；其二，获得适当、合理治疗的权利（合理与否以现有医学水平及有关法规、操作规程为判断标准）。基于此，在医疗活动中，医疗行为的实施者负有两项基本义务：一是详尽告知患者手术及特殊治疗的风险，并征得患者对该治疗手段的同意；二是进行适当、合理的治疗。医疗机构在违反该基本义务时，应当承担相应的法律责任。

基于上述权利义务关系，被告医院与原告之间的医疗活动存在两个相对独立的阶段，即手术前的告知阶段和手术实施阶段。被告医院在以上两个阶段的行为中是否存有过错是本案主要的争议焦点。首先，就手术治疗过程而言，由于医疗手术具有较强的专业性，对该行为是否适当的判断，除依照一般常理及当事人提供的证据材料以外，还需由相关的权威部门做出公正的鉴定。本案无论从二审法院查明的事实还是从医疗事故鉴定委员会的鉴定结论均无法证实被告医院在为原告施行手术过程中存有不当行为，故原告关于被告医院在手术治疗行为中具有过错的主张依据不足，二审法院不予支持。其次，关于术前告知行为，由于医疗机构对患者施行手术是在一定程度上“破坏”人体而达到治疗效果，所以医院实施手术前应在有条件的情况下取得患者的同意。患者对手术的同意及对手术后果的接受应当建立在对手术风险充分认识的基础之上，否则不能视为真正意义上的同意，医疗机构应当承担相应的责任。本案中，被告医院与患者原告家属术前谈话笔录中记载的前三点告知内容指向明确，并未提及手术可能会影响提上睑肌，而原告提上睑肌断裂亦非眼球内部伤害，所以也不属于谈话记录中的第四点告知内容。另外，上海市某区医疗事故鉴定委员会的补充意见明确指出该谈话记录不完善，由于医患双方当初动态的谈话不能再现，而谈话记录则可以认定为是医患之间谈话的静态留存，所以可以据谈话笔录记载及鉴定委员会的结论认定当初医患双方的术前谈话告知内容不完整，其缺陷就在于没有将施行手术可能导致提上睑肌断裂的后果告知原告。虽然被告医院在庭审中坚持认为已将提上睑肌断裂的术后并发症告知患者，但由于被告医院的此主张缺乏相应的依据佐证，二审法院不予采信，故被告医院在履行手术风险告知义务过程中有瑕疵。

由于被告医院未完全向原告明示术后风险，致使原告丧失选择手术与否的机会，并造成严重后果，所以被告医院应当就此承担民事侵权责任。被告医院的行为符合侵权责任的4个构成要件：（1）行为人行为违法。即行为人的行为（包括作为与不作为）违反了法律规定的义务，并侵犯了他人的合法权益。国务院颁发的《医疗机构管理条例》中明确规定：医疗机构施行手术时必须征得患者同意。此条款为医院负有法定告知义务的一般规定。而医院在从事治疗患者疾病的工作过程中，应当依照《中华人民共和国民法通则》的精神，遵守诚实信用原则，向患者如实告知治疗方案以及该方案将可能导致的后果。综合以上两方面法律法规的精神，可以确定，明确告知患者手术真实情况是医院的法定义务；同时原告作为患者，享有对治疗后果的知情权，在此基础上权衡利益轻重以选择是否接受治疗。此知情权虽没有在《民法通则》上予以明确规定，但此项权利是公民人身权应有之内涵，且《消费者权益保护法》已将此权利法定化，可以推定知情权符合《民法通则》基本的立法精神，应受法律保护。所以，被告医院未充分告知手术风险不但违背其自身法定义务，而且还侵犯了原告的法定权利，其行为具有违法性。（2）行为人本身有过错。过错是行为人进行违法行为时故意或过失的心理状态。其中过失是行为人对自己行为的结果应当预见而没有预见，或者轻信可以避免，过失过错实际上是行为人对自己注意义务的违反。被告医院在给原告实施手术前，凭其专业能力应当能够预见手术所可能发生的风险，然而被告医院却没有将该风险充分告知原告，违反了基本的注意义务，其过错是显而易见的。（3）有损害后果。目前原告构成九级伤残，精神上承受了巨大的痛苦，为此花费了一定的医疗费、交通费，并发生误工损失，损害后果十分明显。（4）行为和损害后果之间存在因果关系。所谓因果关系是侵权行为和损害后果之间内在的必然联系。虽然造成原告目前损伤的直接原因为被告医院的手术，但由于本案手术系在原告未充分了解手术后果的情况下实施的，原告丧失了选择手术与否的机会，从而丧失避免风险发生的选择权，致使医疗活动不恰当地进入手术过程，使得术后并发症——提上睑肌断裂的危险由理论上的可能性转化为现实的可能性，而该现实的可能性与手术过程的结合对原告导致的伤害就成为其丧失选择权的必然后果。所以侵犯原告知情权与原告目前所受损害结果之间具有内在必然的联系，双方之间为间接因果关系。综上所述，被告医院侵犯了原告的知情权，应当承担相应的侵权赔偿责任。

由于原告目前损害状态系多种因素造成，包括自身病因导致手术、手术并发症以及原告客观上选择手术，而选择手术与否和目前遭受损害之间事实上存在一定的或然性，故本案可考虑以上种种因素，由被告医院承担损失后果80%的赔偿责任。而损失范围当依照法律规定并结合原告的诉讼请求从以下几方面界定：（1）医疗费。由于被告医院在施行左眼脂肪瘤摘除手术过程中无不当，且此手术有手术指征，故原告要求被告医院承担因左眼脂肪瘤摘除术医疗费用的赔偿责任依据不足。而左眼上睑下垂矫正术为被告医院弥补前次手术并发症而施行，据此手术而发生的医疗费应属损害后果范围，计人民币1,837.83元。被告医院应承担其中的80%的赔偿责任，计1,470.26元。（2）误工费。误工费的计算应当根据当事人实际误工事实，并参照法医鉴定的合理休息时间予以确定。原告主张每月误工费2,000元，且有相关证据证明，被告医院虽认为该工资过高，但无相反资料推翻原告单位证明材料，被告医院的辩称意见，二审法院不予采纳。对原告主张的10,000元误工损失，二审法院根据原告提供的证据并参照法医鉴定的结论予以认可，按照责任比例由被告医院承担赔偿数额人民币8,000元。（3）残疾者生活补助费。根据法律规定，侵害公民身体造成伤害的，应当赔偿残疾者生活补助费。残疾者生活补助费的计算应以权威部门确立的伤残等级，并根据致害当地的生活水平综合评判，据此，原告九级伤残的残疾者生活补助费为人民币27,279.76元。被告医院应当支付给原告其中的21,823.81元。（4）差旅费。因左眼上睑下垂而施行手术所发生的差旅费应当属于原告目前损害后果的合理损失范围。由于原告为治疗从温州来沪多次，且人员各异，故其提供的交通费、住宿费单据复杂，此笔损失费由二审法院根据实际情况，并比照一般公差人员标准予以酌定人民币1,368元。交通费：交通工具以火车、人员以两人、次数来回一次计为167×2（来回）×2（人数）＝668元，住宿费：自原告收治入院至出院止共7天计为100（每天住宿费）×7（天数）＝700元。上述两项费用，被告医院承担1,094.40元。（5）精神损失费。侵权人对过错行为造成的损害后果应当承担赔偿责任，这种后果不但包括财产损害赔偿，还应当包括非财产损害赔偿。原告年轻未婚，现面貌重度毁损无疑将影响其今后的生活质量和发展轨迹，原告目前状态对其一生的负面影响将十分巨大，所以被告医院在前述四项财产损害赔偿后尚不能弥补原告在精神上的伤害与苦痛。虽然被告医院在本案的审理过程中曾有对原告进行补偿的表示，且此表示也反映了被告医院解决问题的诚意，但尚不足以抚平原告的心灵，故二审法院酌情判令被告医院另行支付原告精神损失费30,000元以抚慰其精神创伤并给予被告医院未充分履行告知义务以警戒。

综上所述，原审法院所做判决适用法律不当，二审法院予以改判。原告的上诉请求，二审法院部分予以支持。鉴于原告所遭受的损害后果，其诉诸法院寻求保护并提出了过高的诉讼请求尚在情理之中，故二审法院在核定诉讼费用的承担时兼顾此因素酌情考虑。据此，依照《中华人民共和国民事诉讼法》第153条第1款第2项、《中华人民共和国民法通则》第98条、第119条之规定，判决如下：(1)撤销原审；(2)被告医院于本判决生效后10日内赔偿原告医疗费、误工费、残疾者生活补助费、车旅费、精神损失费共计人民币62,388.47元。一、二审案件受理费人民币12,520元，由原告承担3,000元，被告医院承担9,520元。

【案件评析】

在本案审理之前，我国新闻媒体已有法院审理同类案件的报道，故本案并不是我国第一起侵害患者知情权的医疗损害赔偿案件。虽然这是《侵权责任法》出台之前的侵害患者知情同意权责任纠纷的案件，虽然受到法律、法规的限制，但是，本案却是一起在我国医疗纠纷诉讼史上具有重要意义的案件。在本案的审理过程中，二审法院并未就事论事，而是根据我国有关的法律规定，认真地听取了原告提出的事实和理由，并就本案涉及的患者知情权保护等法律问题召开了有民法学家参加的专家讨论会，进行了大量的理论研究工作。在本案的判决中，法官就患者是否享有知情权、医生未履行告知义务是否属于医疗过错、侵权行为构成要件及责任承担等法律问题进行了详细缜密的分析，并在此基础上做出公正了的判决。

在本案判决中，法官认为：其一，根据我国有关法律规定，明确告知患者手术真实情况是医院的法定义务，同时患者享有对治疗后果的知情权，并在此基础上权衡利益轻重以选择是否接受治疗。同时提出，患者知情权是公民人身权的组成部分，是一种与公民生命健康权相关的人格权利。其二，侵害患者知情权的实质是侵害了患者的选择权，即被告医院未完全向原告明示术后风险，致使原告丧失选择手术与否的机会，并造成严重后果。其三，医生未履行法定告知义务，侵害患者知情权本身就是一种医疗过错。医院在医疗活动中，其执业活动不但应当以救死扶伤、防病治病为宗旨，还应当遵守有关法律、法规的规定，以保证患者的基本权利不受侵犯。在此方面，法官扩展了人们的思路，其观点及判决与不久后国务院颁布的《医疗事故处理条例》的有关规定完全一致。其四，侵害知情权的行为属民事侵权行为，其责任承担与否应基于该行为是否符合侵权责任的构成要件，即行为人行为违法、行为人本身有过错、有损害后果、行为和损害后果之间存在因果关系。因此，侵害了患者知情权并不必然承担损害赔偿责任，只有在侵权行为造成了患者财产损害和/或精神损害的情况下，行为人才承担损害赔偿责任。

该案判决对规范医务人员的医疗行为和加强自我保护亦具有警示作用。首先，在术前应明确向患者告知有关医疗风险，包括术中及术后可能出现的不良后果，如难以避免的并发症等。其次，应当注意详细记载术前谈话的内容。正如判决中所述，由于医患双方当初动态的谈话不能再现，而谈话记录则可以认定为是医患之间谈话的静态留存，这正是要求书面详细记载谈话内容的证据学意义之所在。最后，应当注意书面记载的方式。在本案中，被告在说明手术可能出现的问题时，采用了穷尽式列举的方式，而正是这种不当的记载方式导致事后被法庭认定为在告知方面存在瑕疵。众所周知，医疗行为的结果具有相当程度的不确定性，任何人均无法详尽列举医疗行为可能导致的所有不良后果。在此情况下，应当采取非穷尽式列举方式，附加“兜底式条款”，即在列举主要问题后，增加“其他可能再现的不良后果”等类似内容。如果本案谈话记录中载有上述条款，则最终的判决结果可能是完全相反的，至少被告有较大的抗辩空间。

第六章

告知书范本

医疗临床工作的特殊性，决定了医生在诊疗过程中需要与患者及家属反复沟通。诸如：病情相关知识、后续治疗方案、病情预后转归、入院相关注意事项、治疗过程中可能产生的意外风险及相关预防应对措施等内容。在此过程中，需要有相关沟通工作的详细记录。编者从事眼科临床工作数十载，有丰富的医患沟通经验及技巧。本章将编者在临床工作过程中常用的相关告知文件分享给同道，相互学习、共同进步。

患者入院须知

尊敬的患者及家属：

您好！感谢您选择到我院就诊，在此向您表示真诚的问候，希望您早日康复！我们会尽力为您提供优质的医疗服务，并请您对我们的服务随时提出宝贵的意见和建议。但同时，由于医院是诊疗疾病的场所，为了您和他人能够早日恢复健康，便于我院医护人员实施医疗行为，我院根据相关法律规定做出相应的规定，请您及家属认真阅读以下注意事项，希望在我们为您提供优质高效的医疗服务的同时，能够请您给予配合。

1. 入院后护士会向您介绍病房主任、护士长、您的主管医生、护士及病房环境、设施和有关疾病情况，若有疑问请向她（他）们咨询。

2. 您应向医护人员详尽且如实地提供您的与健康有关的一切情况，包括本次患病的基本情况、既往曾患疾病及诊疗过程、药物过敏史及其他有关详情。

3. 根据法律规定，在医疗活动中如需要进行特殊检查、特殊治疗、手术和实验性医疗等，应当由您本人或者法定代理人、近亲属或者其他关系人签署相应的同意书。为了保证您能多了解相应的有创（特殊）检查、治疗的目的和检查/治疗本身存在的风险，我们的医护人员会将有关情况向您详细交代，这是医护人员应尽的法定义务，如果有不明白处，请及时提出并要求医护人员解释。请您认真听取我院医护人员的告知，并慎重、认真地签署知情同意书等法律文书。这些文书一经双方签署，就具有相应法律效力，对您正确行使自己的合法权益具有重要意义。

4. 您应遵从医师提出并经您同意的治疗方案及有关注意事项。出院后，您还应按照医师的嘱咐进行活动、休息，并保证及时复诊。

5. 查房、治疗时间请您不要离开病房，不得在病房内打扑克、大声喧哗或做其他与诊疗无关有碍医疗秩序的事情。

6. 如患者系未成年人、老弱孕残或者出现精神异常等情形者，医务人员认为需要设立陪护时，请家属配合设立陪护，留具有完全民事行为能力、身体健康且具有配合体力和能力的家属 24 小时陪护。

7. 您在接受眼科特殊检查、治疗后，可能出现暂时影响视力的情况，您的生活起居需要陪护人员照顾。请陪床家属予以配合，照顾好患者。

8. 由于医院是事业单位，对于患者诊疗中的经费开支，国家没有任何拨款，因此入院患者的所有费用须由其自理（自己或者负责其医疗费支付的机构承担）。如果由于诊疗经费不到位延误诊疗导致不良后果的，院方不承担责任。

9. 当您身体出现不适情况或需要护士帮助时，请使用床头呼叫器呼叫医护人员，或者通过其他方式通知护士站，我们将及时为您提供医疗、护理服务。

10. 住院期间请不要擅自离开病区、离院及外宿，以免发生意外。由此发生的任何意外情况后果自负，院方不负任何责任。

11. 住院期间未经主管医师同意不得擅自到院外就诊、购药、私自请医师来院会诊及采取其他治疗手段，由此发生的不良后果自负。

12. 为确保安全，严禁在病区、病房内吸烟和使用电炉、酒精炉、煤油炉，未经许可不得将家用电器带入病房使用，违者将按医院有关规定处理，并承担由此引起的一切后果。

13. 为了保障患者生命安全，保证医护人员执行医疗行为，病房门不得反锁、拴死。因此，患者个人的手提电脑、现金、证件等贵重物品请勿带入病房，如若带入请自行妥善保管，防止丢失。患方违反规定造成财产损失的，院方不承担赔偿责任。

14. 患者及亲属请遵守探视制度，未经主管医师同意不得自行留宿、陪床。

15. 您在发生医疗纠纷后应保持理智、冷静，按照法律规定程序处理，可与医院协商解决，或申请卫生行政部门调解处理，或向人民法院提起诉讼，但绝不能扰乱正常医疗诊疗秩序，更不能殴打医务人员和损坏医院财物。

请患者或其近亲属誊抄以下内容并签名：

工作人员已将以上事项告知本人，本人知悉并了解。

____

患方签字：________________

______年____月____日____时____分

联系地址：________________

____

联系电话：________________

授权委托书

住院号：____________________

委托人（患者本人）：________________性别：________年龄：____________________
有效证件号码：_____________________住址：__________________________________

受托人：_____________性别：________年龄：________联系电话：_________________
有效证件号码：______________住址：____
与患者关系：☐配偶　☐子女　☐父母　☐其他近亲属　☐朋友 / 同事

本人于____年__月__日因病住入____________医院。为了保证医院对我实施的诊疗活动能够顺利进行，同时为了实现我在本次住院期间的知情同意权利，我郑重委托________为我的代理人，授权其：（一）代为了解本人病情；（二）代为行使住院期间的知情同意权利，并履行相应的签字手续，其中包括以下情形：

1. 对本人实施麻醉、手术以及对本人进行有创检查、治疗时。

2. 使用贵重药物、耗材或进行贵重检查时。

3. 本人属于公费医疗、社保患者等费别，为诊治疾病而超出报销范围使用特定药物或采取特定医疗措施时。

4. 因病情需要对本人输注血液及血液制品时及对本人采取试验性治疗时。

5. 本人暂时无知情同意能力但因病情危重需要紧急治疗时。

患者签名：　　　　（手印）　　　　年　月　日

受托人签名：　　　（手印）　　　　年　月　日

自动出院或转院告知书

患者姓名：＿＿＿＿＿＿性别：＿＿＿年龄：＿＿＿＿科别：＿＿＿＿住院号：＿＿＿＿＿＿
出院诊断：＿＿＿＿＿＿＿＿＿＿＿＿＿＿＿＿＿＿＿＿＿＿＿＿＿＿＿＿＿＿＿＿＿＿＿＿

一、医师告知事项

自动出院或转院可能对患者健康甚至生命安全造成危险及不良后果，包括但不限于：

1. 对患者的生命安全构成严重危害，有可能促使患者病情反复、加重或死亡。

2. 将使患者原有疾病的治疗中断，病情有可能会出现反复甚至加重或进行性加重，将会使以后的治疗变得更加困难，甚至丧失最佳治疗时机或无法治愈。

3. 有可能会导致患者出现各种感染或原有感染加重、伤口延迟愈合、疼痛等各种症状加重或时间的延长。

4. 有可能会导致患者某个或多个器官功能减退、部分或全部丧失，如大脑、视觉、听觉、嗅觉、味觉、牙齿、脊柱、四肢的全部或部分、皮肤、腺体、生殖系统、内脏的各种功能，导致出现功能障碍，诱发其他疾病、出血、休克等。

5. 有可能会使原来的各项治疗花费变成浪费。

6. 其他：＿＿＿＿＿＿＿＿＿＿＿＿＿＿＿＿＿＿＿＿＿＿＿＿＿＿＿＿＿＿＿＿＿＿＿＿＿
＿＿

医师签名：　　　　　　　　　　　　　　　　年　月　日　时　分

二、患者声明

本人已年满18周岁且具有完全民事行为能力（或是患者的监护人），我将拒绝医院的医疗服务，并在违背医务人员意见的情况下离开该医院。医务人员已将上述风险及有可能发生的其他风险向我做了详细的告知，但本人仍然坚持离开该医院。

本人自愿承担自动出院或转院所带来的风险和后果，本人自动出院或转院产生的不良后果与医院及医务人员无关。

患者或家属签名：　　　　　　　　　　　　年　月　日　时　分
与患者关系：　　　　　　　　　　　　　　年　月　日　时　分
见证人姓名：　　　　　　　　　　　　　　年　月　日　时　分

注：一式两份，患者和医院各留存一份，签名人须年满18周岁且具有完全民事行为能力。

拒绝治疗告知书

患者姓名：＿＿＿＿＿＿性别：＿＿＿年龄：＿＿＿＿科别：＿＿＿＿住院号：＿＿＿＿＿＿
出院诊断：＿＿＿＿＿＿＿＿＿＿＿＿＿＿＿＿＿＿＿＿＿＿＿＿＿＿＿＿＿＿＿＿＿＿＿

一、医师告知事项

患者（或家属）拒绝接受我院医务人员建议的以下医疗措施：＿＿＿＿＿＿＿＿＿＿＿
＿＿

因拒绝该医疗措施有可能对患者的健康甚至生命安全造成危险或不良后果，特向患方就相关风险进行告知，可能对患者健康甚至生命安全造成危险或不良后果，包括但不限于：

1. 对患者的生命安全构成严重危害，有可能促使患者病情反复、加重或死亡。

2. 将使患者原有疾病的治疗中断，病情有可能会出现反复甚至加重或进行性加重，将会使以后的治疗变得更加困难，甚至丧失最佳治疗时机或无法治愈。

3. 有可能会导致患者出现各种感染或原有感染加重、伤口延迟愈合、疼痛等各种症状加重或时间的延长。

4. 有可能会导致患者某个或多个器官功能减退、部分或全部丧失，如大脑、视觉、听觉、嗅觉、味觉、牙齿、脊柱、四肢的全部或部分、皮肤、腺体、生殖系统、内脏的各种功能，导致出现功能障碍，诱发其他疾病、出血、休克等。

5. 有可能会使原来的各项治疗花费变成浪费。

6. 其他：＿＿＿＿＿＿＿＿＿＿＿＿＿＿＿＿＿＿＿＿＿＿＿＿＿＿＿＿＿＿＿＿＿＿＿＿
＿＿

医师签名：　　　　　　　　　　　　　　　　　　年　　月　　日　　时　　分

二、患者声明

本人已经获得充足时间就自己的状况以及拒绝此医疗措施决定的风险和后果提出问题，医务人员已经向本人解释了此医疗措施在医学上的依据和必要性。

本人自愿承担拒绝此医疗措施的风险和后果，拒绝此医疗措施而产生的不良后果与医院及医务人员无关。

患者或家属签名：　　　　　　　　　　　　　　　年　　月　　日　　时　　分
与患者关系：　　　　　　　　　　　　　　　　　年　　月　　日　　时　　分
见证人姓名：　　　　　　　　　　　　　　　　　年　　月　　日　　时　　分

注：一式两份，患者和医院各留存一份，签名人须年满 18 周岁且具有完全民事行为能力。

白内障手术患者须知

白内障手术就是将混浊的晶状体摘除，并且植入一个永久性的人工晶体，以代替原来晶状体的屈光作用。如果不伴有角膜、玻璃体、视网膜和视神经等疾病，您的术后视力会很理想。在此有必要提醒您的是，白内障手术虽然是一个非常成熟的手术，但在术中和术后仍有可能出现一些并发症，有可能会严重影响视力。白内障手术是非常精细而富有技巧的手术，医生操作时需要您很好的配合，否则不但手术操作有困难，有时还会造成严重后果。为圆满完成手术并达到较好的治疗效果，在手术前、手术中以及手术后请您注意以下事项。

一、术前须知

1. 手术前除了眼部常规检查外，还需要做眼部特殊检查，如眼 B 超了解眼内情况，视觉电生理了解视网膜及视神经的功能，UBM 了解晶状体周围的眼部细微结构，OCT 了解视网膜有无病变，眼 A 超和 IOLMaster 以便计算需要植入多少度的人工晶体等。除此之外，还需完善全身检查，包括心电图、胸片、三大常规（血、尿、大便）、凝血、血生化、乙肝、艾滋病及梅毒等检查，以便了解有无手术禁忌、手术中及手术后需要特别注意的情况。

2. 高血压、糖尿病患者，应请内科医生检查、治疗，待全身情况控制稳定后再行手术。请将必备药物随身携带，以备急用。

3. 术前注意休息，调整饮食，戒烟，戒酒。若患有感冒、发烧、咳嗽、腹泻等不适症状，及女性患者处于经期等特殊情况，请您及时告知医生，以便我们酌情处理，必要时改期手术。

4. 术前 1 ～ 3 天请您按医嘱用抗生素眼药水，每日 3 ～ 4 次。

5. 手术时，为了保证手术的无菌环境，我们需用消毒巾对手术眼以外的区域进行遮盖，术前一天，请抽出 5 分钟时间进行手术训练。用被子或衣服遮住口鼻，练习用嘴巴呼吸，坚持大概 5 分钟。如训练困难，请提前告知医生，我们将在手术时做特殊准备。

6. 术前一天，请您做好个人卫生，洗头、洗澡，换干净衣服，手术当天请将脸部清洗干净，不可使用任何化妆品及佩戴首饰。

7. 除儿童白内障患者及特殊成人患者需全麻手术，术前禁食、禁饮外，正常成年人白内障手术术前均可正常饮食，但不要吃得过饱。

8. 手术当天一定要有家属陪伴并按时前来医院。

二、术中须知

1. 注意进行自我调节，稳定情绪。因为手术过程中您是完全清醒的（全麻者除外），如有任何不适，请及时与医生沟通。

2. 手术过程中，不要随意转动头部。需要咳嗽或转动头部时可轻声告诉医生，以免乱动身体及用手做动作造成不必要的意外出现。

3. 手术中不要过于紧张，按照医生的指示转动眼球，从而配合医生顺利完成手术。

三、术后须知

1. 手术当天伤口疼痛是正常反应，有时伴有头痛及恶心，这些症状一天后会渐渐消失，服药后部分患者会有手指麻木感，请勿担心。手术当天请勿打开眼部敷料，请勿朝手术一侧睡觉，并请尽量平躺卧床休息，避免低头、咳嗽及抬重物。保持心情愉悦，看电视时间不要太久。

2. 手术次日（术后第 1 天），我们会打开眼部敷料，进行眼部检查，检查结束后，手术眼仍需纱布遮盖，局部开始点眼液（具体用药详见《白内障术后用药须知》）。

3. 术后 1 周需要复查，手术患者均在门诊复查，复查时请携带出院证明书，以方便门诊医生了解您的眼部检查情况及用药情况。

4. 术后多吃香蕉等水果，保持大便通畅，切勿突然用力。勿吃硬的东西，如瓜子、蚕豆。

5. 术后术眼有轻度异物感、视物发亮，属正常现象，随时间会逐渐恢复。如发生明显眼痛、眼红、分泌物增多、流泪、视力突然减退以及恶心、呕吐等不适，请立即到医院就诊。

6. 伴有糖尿病眼底病变、高度近视眼底病变、青光眼等病变的患者，应继续治疗原发病。

7. 术后 1 周内请勿洗头，洗脸时要注意避免污水进入眼内。术后 2 周内不要让脏水、肥皂水或异物进入手术眼。

8. 术后 1 个月内不吸烟、不饮酒，不食辛辣的食物，睡觉时尽量维持平躺，如需侧卧，需向未开刀的一侧睡。

9. 术后 1 个月内不要对手术眼施加压力（如揉眼等），不要参加幅度较大的户外活动，避免外伤。

10. 术后 3 个月后，请门诊复查并验光，必要时配戴眼睛，以达到最佳视觉效果。如有要求较高的患者，要求完全摘镜的患者，必要时可行角膜激光屈光手术，矫正剩余的眼部度数。

11. 术后3个月内不要做重体力劳动或剧烈运动，外出时候注意交通工具的平稳和安全。

四、眼药水的用法

点药前将眼药水摇匀，点药时避免接触瓶口致药水污染，每只眼只需一滴眼药水，点药后闭眼10秒，每种眼药水之间需间隔至少5分钟。

良好的治疗效果需要医务人员和患者的共同努力及密切配合，希望通过大家的努力能为您带来光明和健康！

××××××××× 医院

眼科办公室电话：

护士站电话：

年　　月 **修订**

白内障手术患者出院须知

患者朋友：

您好！感谢您的信任到我院眼科治疗，为了让您手术后视力得到更好的恢复，请认真阅读以下注意事项：

1. 出院后术眼坚持正确使用滴眼液 4 周，具体用药请参照《白内障术后用药须知》。如有特殊情况，请遵照出院病情诊断说明书。

2. 注意劳逸结合，请勿过度用眼，术后 1 周内请勿让脏水进术眼，1 个月内勿揉术眼，避免碰撞，如发现视力突然下降、明显眼痛、流泪、恶心、呕吐时请立即到医院就诊。

3. 术后饮食宜清淡易消化，请戒烟戒酒，保持大便通畅，避免过度用力咳嗽。

4. 出院 1 周请务必到门诊挂号复诊，以调整用药，并与医生确定下次复诊时间。

白内障专家门诊如下：

××× 主任医师

××× 副主任医师

××× 副主任医师

5. 术后 3 个月内视力不稳定，如需佩戴眼镜调节看近看远，请 3 个月后验光配镜，以达到最佳效果。

6. 部分患者术后会产生后发性白内障，即人工晶体后一层透明的膜逐渐变混浊引起视力下降，可以门诊激光治疗。

7. 儿童白内障手术后如果没有植入人工晶体，需要看弱视专科门诊，及时佩戴眼镜并做弱视训练，定期复查。

良好的治疗效果需要医务人员和患者的共同努力及密切配合，希望通过大家的努力能为您带来光明和健康！

×××××××× 医院

眼科办公室电话：

护士站电话：

年　　月　**制**

白内障术后用药须知

一、点眼药的注意事项

术后点眼药前典必殊滴眼液（妥布霉素地塞米松眼液）需要摇匀后使用，点药时避免接触眼药瓶口致药水污染或损伤角膜，第 1 滴眼液丢弃后再滴第 2 滴眼液入眼。每只眼只需点 1 滴眼药水即可，点药后闭眼 1 ～ 2 分钟，每种眼药水之间需间隔至少 5 分钟。白内障术后一般点眼液 4 周即可，出院后门诊复查时如发现有其他特殊情况请遵门诊医嘱。

二、常规用药

眼　液	术后第 1 周	术后第 2 周	术后第 3 周	术后第 4 周
典必殊滴眼液	每天 4 次	每天 3 次	每天 2 次	每天每次
普拉洛芬眼液（或双氯芬酸钠）	每天 4 次	每天 3 次	每天 3 次	每天 2 次
人工泪液类眼液（或修复眼表类）	每天 4 次	每天 4 次	每天 4 次	每天 4 次
其他				

如有其他药物，请遵医嘱。

如有任何疑问，请拨打科室电话咨询：

眼科　　　年　　月 制

青光眼手术患者须知

青光眼是目前第二大致盲性眼病，患青光眼后，丢失的视力“不可逆”，部分患者对青光眼不了解，导致治疗后效果不佳，其实，在大多情况下，只要积极了解青光眼、保持乐观的心态，听从医嘱，积极地接受治疗，便可“稳住”青光眼。目前青光眼手术有多种方式，主要目的是降低眼压，保护视功能。青光眼手术是非常精细而富有技巧的手术，医生操作时需要您很好的配合，否则不但手术操作有困难，有时还可能造成严重后果。为了顺利完成手术并达到较好的治疗效果，在手术前、手术中以及手术后请您注意以下事项。

一、术前须知

1. 手术前除了眼部常规检查外，需要做眼部特殊检查，如视野检查了解有无视野缺损，眼 A 超了解角膜厚度及眼轴长度，眼 B 超了解眼内情况，UBM 了解前房及房角的眼部细微结构，房角镜检查有助于疾病分型及制定治疗方案，OCT 了解视神经纤维层有无变薄及黄斑有无病变，视觉电生理了解视网膜及视神经的功能。除此之外，还需完善全身检查，包括心电图、胸片、三大常规（血、尿、大便）、凝血、血生化、乙肝、艾滋病及梅毒等检查，以便了解有无手术禁忌、手术中及手术后需要特别注意的情况。

2. 高血压、糖尿病患者，应请内科医生检查、治疗，待全身情况控制稳定后再行手术。请将必备药物随身携带，除全麻手术及特殊情况外均需按时服用。

3. 术前注意休息，调整饮食，戒烟，戒酒。若患有感冒、发烧、咳嗽、腹泻等不适症状，及女性患者处于经期等特殊情况，请您及时告知医生，以便我们酌情处理，必要时改期手术。

4. 术前需要双眼点抗生素眼液：入院后按照医嘱使用抗生素眼药水，一般情况下每日 3 ～ 4 次，如果入院后第 2 天手术，请术前 1 天每 2 小时点 1 次双眼，如果入院当天手术请在手术前每 10 分钟点 1 次，共 6 次。

5. 术前训练：为了保证手术的无菌环境，我们需用消毒巾对手术眼以外的区域进行遮盖，请术前 1 天，用被子或衣服遮住口鼻，练习用嘴巴呼吸，坚持大概 15 ～ 30 分钟。如训练困难，请提前告知医生，我们将在手术时做特殊准备。另外还需训练双眼向左、向右、向上、向下的眼球运动及固视，尤其向下固视，以便更好地配合手术。

6. 术前 1 天，请您做好个人卫生，洗头、洗澡，换干净衣服，手术当天请将脸部清洗干净，不可使用任何化妆品及佩戴首饰。

7. 术前保证充足睡眠，除儿童青光眼患者及特殊成人患者需全麻手术，术前禁食、禁饮外，正常成年人青光眼手术术前均可正常饮食，有全身疾病（糖尿病、高血压等）

的患者需照常服用药物，但不要吃得过饱和喝大量水。

8. 手术当天需要有家属陪伴并按时前来医院。

9. 手术当天术眼需要在病房进行清洁和术前准备，由专科护士完成，请按照要求积极配合。

10. 为了避免发生术眼眼别错误，术前医生和护士需要对术眼眼别进行确认，我们会用标识笔在术眼眉弓上方进行双重画线标识，请给予理解和配合。

二、术中须知

1. 青光眼手术是精细的手术，一般需 30 分钟至 1 小时，联合手术时手术时间更长。手术过程中您是完全清醒的（全麻者除外），术程意识清醒，注意进行自我调节，放松情绪，如有任何不适，请及时与医生沟通。

2. 手术过程中，不要随意转动头部。需要咳嗽或转动头部时可轻声告诉医生，以免乱动身体及用手做动作造成不必要的意外出现。

3. 手术中不要过于紧张，按照医生的指示转动眼球，从而配合医生顺利完成手术。

三、术后须知

1. 手术后当天伤口异物感或者轻微疼痛是正常反应，有时个别患者可能会出现明显眼痛、头痛及恶心等症状，请及时告诉护士和医生以便我们及时处理，这些症状经过处理后一般会渐渐消失，服药后部分患者会有手指麻木感，请勿担心。手术当天请勿打开眼部敷料，请勿朝手术一侧睡觉，并请尽量平躺卧床休息，避免低头、咳嗽及抬重物。术后第 2 天如无特殊情况，可以有低头、弯腰等活动，请保持心情愉悦，看电视时间不要太久。

2. 术后第 1 天（次日），我们会打开眼部敷料，进行眼部检查，检查结束后，手术眼仍需纱布遮盖或包扎，局部开始点眼液（具体用药请遵医嘱）。

3. 青光眼患者术后随访及管理在疾病的恢复及预后中极为重要，出院后需复查和随访，复查时请携带出院证明书和所用的所有药物，以方便门诊医生了解您的眼部检查情况及用药情况。

4. 术后术眼有轻度异物感、视物模糊、视力较前下降，属正常现象，随时间会逐渐恢复。如发生明显眼痛、眼红、分泌物增多、流泪、视力突然减退以及恶心、呕吐等不适，请立即到医院就诊。

5. 术后 1 周内请勿洗头，洗脸时要注意避免污水进入眼内。术后 1 个月不要让脏水、肥皂水或异物进入手术眼。滤过泡需精心保护。

6. 术后饮食：术后第二天正常饮食，避免吃需用力咀嚼的坚硬食物；术后合理饮食，不需要“大补”，但也要补充营养，增强抵抗力，适量蛋白质类食物，预防治疗便秘；避免过快过量饮水，一次性饮液体不超过 500ml，少量、多次饮水为宜；慎用咖啡、浓茶；不吸烟，吸烟可引起视神经血液供应障碍，损害视功能；术后早期勿饮酒。

7. 术后 1 个月内不要对手术眼施加压力（如揉眼等），术后早期不宜做剧烈运动、对抗性运动、游泳、屏气、负重等。适宜的运动：散步、慢跑、太极拳等，量力而行，注意安全，保护术眼，避免碰撞。

8. 大部分青光眼患者术后需视术后时间、眼压、复诊情况在医生指导下进行眼球按摩，具体次数及频率请遵医嘱。

9. 原发性青光眼多有遗传倾向，您的亲属也需进行青光眼相关筛查。

四、眼药水的注意事项

请参照《青光眼术后用药须知》中的说明正确使用眼药水。

五、其他

如有任何疑问，请拨打以下电话咨询：____________（眼科护士站）__________（眼科医生办公室）。

青光眼患者要有三心：恒心、细心、信心。

良好的治疗效果需要医务人员和患者的积极配合和共同努力，希望通过大家的努力能为您带来光明和眼健康！

眼科　　　年　　月　　日 **修订**

青光眼术后用药须知

一、点眼药的注意事项

1. 规律用药，定期复查，遵医嘱调整用药，注意眼别，不要滴错眼药水。

2. 仔细阅读药品说明书，注意药物可能的不良反应。

3. 定期检查，如有不适及时与医生沟通。

4. 学会正确滴用眼药水的方法，避免接触眼药瓶口致药水污染或损伤角膜，点药后轻轻闭眼 2 ～ 3 分钟，同时用手指轻压内眼角，提高药物利用率，减少药物经泪囊吸收所造成的不良反应。第 1 滴眼液丢弃后再滴第 2 滴眼液入眼。每只眼只需点 1 滴眼药水即可，点药后闭眼 1 ～ 2 分钟，每种眼药水之间需间隔至少 5 分钟。若有眼药水及眼膏须同用时，应先滴眼药水，间隔 5 ～ 10 分钟，再涂眼药膏（眼膏约挤 1cm 或黄豆大小）。

5. 点眼药时间安排：通常眼药水白天滴，眼膏晚上涂，合理安排点药时间，使药效作用更好。每日 4 次：可上午 2 次，下午 2 次，每次间隔 3 ～ 4 小时；每日 3 次：可早、中、晚各 1 次；每日 2 次：可早、晚各 1 次；每日 1 次：可于晚上临睡前点眼药。

二、自我滴用眼药水小技巧

（1）查对。（2）洗手，打开药瓶盖，若滴眼剂为悬浊液，点药前需摇匀。（3）采取坐位头后仰或平躺，眼睛向上看。（4）请用左手食指拉下眼睑中央，食指在第二指节弯曲成 90°。（5）右眼食指和拇指握住眼药瓶，瓶口向下，其余三指弯曲并拢靠在左手食指第三指节上作为支撑，并保持垂直，在此位置，眼药瓶的瓶口位于要求的正上方，右手挤压药瓶将眼药水滴入眼内。

三、复诊须知

1. 术后复诊须提前预约挂号（挂号窗口、114 及微信公众号均可预约挂号）。

2. 青光眼患者术后第 1 个月每周复诊一次。第 2 ～ 3 个月每两周复诊一次。第 3 ～ 6 个月后每月复诊一次。6 ～ 12 个月后每 2 ～ 3 月复诊一次。

1 年后随访。

如有特殊请遵医嘱复诊，如有不适请及时就诊。

如有任何疑问，请拨打以下电话咨询：

眼科　　　　　年　　月　　日 **修订**

玻璃体及视网膜手术患者须知

视网膜之于眼球就像胶片之于相机一样，“镜头”再高级，“胶片”出问题，仍然无法获得良好的视力。视网膜特殊的解剖结构决定了其容易出现裂孔、脱离、血管病变、炎症、肿瘤等病变，其中常见的裂孔性视网膜脱离、增殖性糖尿病视网膜病变、无法吸收的玻璃体积血等均需要手术治疗。手术旨在尽快恢复视网膜正常解剖结构，恢复正常视网膜血供。但视网膜细胞属于神经细胞，一旦细胞死亡，不可再生，因此术后视力预后取决于残存细胞的数量及功能。医学上以视网膜解剖上复位为手术成功的标准，术后患者视力恢复情况却存在个体差异。玻璃体及视网膜手术是非常精细而富有技巧的手术，医生操作时需要您很好的配合，否则不但手术操作有困难，有时还会造成严重后果。为圆满完成手术并达到较好的治疗效果，在手术前、手术中以及手术后请您注意以下事项。

一、术前须知

1. 手术前除了眼部常规检查外，可能还需要做眼部特殊检查，如眼 B 超了解眼内情况，视觉电生理了解视网膜及视神经的功能，UBM 了解睫状体情况，OCT 了解视网膜情况等。除此之外，还需完善全身检查，包括心电图、胸片、三大常规（血、尿、大便）、凝血、血生化、乙肝、艾滋病及梅毒等检查，以便了解有无手术禁忌、手术中及手术后需要特别注意的情况。

2. 高血压、糖尿病患者，应请内科医生检查、治疗，待全身情况控制稳定后再行手术。请将必备药物随身携带，以备急用。

3. 术前注意休息，调整饮食，戒烟，戒酒。若患有感冒、发烧、咳嗽、腹泻等不适症状，请您及时告知医生，以便我们酌情处理，必要时改期手术。

4. 术前 1 ～ 3 天请您按医嘱用抗生素眼药水，每日 3 ～ 4 次。

5. 手术时，为了保证手术的无菌环境，我们需用消毒巾对手术眼以外的区域进行遮盖，请术前 1 天，抽出 5 分钟时间进行手术训练。用被子或衣服遮住口鼻，练习用嘴巴呼吸，坚持大概 5 分钟。如训练困难，请提前告知医生，我们将在手术时做特殊准备。

6. 术前 1 天，请您做好个人卫生，洗头、洗澡，换干净衣服，手术当天请将脸部清洗干净，不可使用任何化妆品及佩戴首饰。

7. 除儿童患者及特殊成人患者需全麻手术，术前禁食、禁饮外，正常成年人手术术前均可正常饮食，但不要吃得过饱。

8. 手术当天一定要有家属陪伴并按时前来医院。

二、术中须知

1. 注意进行自我调节，稳定情绪。因为手术过程中您是完全清醒的（全麻者除外），如有任何不适，请及时与医生沟通。

2. 手术过程中，不要随意转动头部。需要咳嗽或转动头部时可轻声告诉医生，以免乱动身体及用手做动作造成不必要的意外出现。

3. 手术中不要过于紧张，按照医生的指示转动眼球，从而配合医生顺利完成手术。

三、术后须知

1. 手术当天伤口疼痛是正常反应，有时伴有头痛及恶心，这些症状一天后会渐渐消失，服药后部分患者会有手指麻木感，请勿担心。手术当天请勿打开眼部敷料，请勿朝手术那一侧睡觉，并请尽量平躺卧床休息，避免低头、咳嗽及抬重物。保持心情愉悦，看电视时间不要太久。

2. 玻璃体切割术后患者（无眼内填充物）不要求绝对卧床，可以仰卧，但应限制眼球运动，以免术后出血。对于有眼内填充物（气体或硅油）的患者需要面朝下休息，每天俯卧时间根据病情在医生指导下可做调整。

3. 保持正确的趴睡姿势，趴睡很讲究，直接影响手术的效果，可以帮助患者保持180°的水平卧姿，主要保持脸与地面平行，并且可以减轻手术后患者长期趴睡的疼痛感，有助于术后视网膜的恢复。

4. 手术次日（术后第一天），我们会打开眼部敷料，进行眼部检查，检查结束后，手术眼仍需纱布遮盖，局部开始点眼液（具体用药详见《玻璃体及视网膜术后用药须知及复查须知》）。

5. 术后 1 周需要复查，手术患者均在门诊复查，复查时请携带出院证明书，以方便门诊医生了解您的眼部检查情况及用药情况。

6. 术后多吃香蕉等水果，保持大便通畅，切勿突然用力。勿吃硬的东西，如瓜子、蚕豆。

7. 术后术眼有轻度异物感，属正常现象，随时间会逐渐恢复。如发生明显眼痛、眼红、分泌物增多、流泪、视力突然减退以及恶心、呕吐等不适，请立即到医院就诊。

8. 伴有糖尿病眼底病变、高度近视眼底病变、青光眼等病变及全身性疾病的患者，应继续治疗原发病及全身疾病。

9. 术后 1 周内请勿洗头，洗脸时要注意避免污水进入眼内。术后 2 周内不要让脏水、肥皂水或异物进入手术眼。

10. 术后 1 个月内不吸烟、不饮酒，不食辛辣的食物，睡觉时尽量维持平躺，如需侧卧，需向未开刀的 一侧睡。

11. 术后一月内不要对手术眼施加压力（如揉眼等），不要参加幅度较大的户外活动，避免外伤。

12. 限制活动，术后半年限制过大活动，1 年内限制重体力劳动。填充 C3F8 者，气体尚未完全吸收，避免高空作业、乘坐飞机及到高原地区，以免引起视网膜中央静脉阻塞等一系列并发症。

13. 术后 3 月内应避免跑、跳等剧烈运动，严禁跳水、拳击等可能伤及眼部的运动；按时复查，经常注意视力、眼压、视野等变化，如有异常，及时复查，以防复发。

14. 若为硅油充填的患者，需 3 个月～半年后去医院取出硅油。

15. 保持心情乐观、舒畅，做好长期与疾病做斗争的准备。

16. 眼药水的用法：点药前将眼药水摇匀，点药时避免接触瓶口致药水污染，每只眼只需一滴眼药水，点药后闭眼 10 秒，每种眼药水之间需间隔至少 5 分钟。

良好的治疗效果需要医务人员和患者的共同努力及密切配合，希望通过大家的努力能为您带来光明和健康！

×××××××× 医院

眼科办公室电话：

护士站电话：

年　　月 **修订**

玻璃体及视网膜术后用药及复查须知

一、点眼药的注意事项

术后点眼药前典必殊滴眼液（妥布霉素地塞米松眼液）需要摇匀后使用，点药时避免接触眼药瓶口致药水污染或损伤角膜，第 1 滴眼液丢弃后再滴第 2 滴眼液入眼。每只眼只需点 1 ～ 2 滴眼液即可，点药后闭眼 1 ～ 2 分钟，每种眼药水之间需间隔至少 10 分钟。术后一般点药 4 周即可，出院后门诊复查时眼液使用方式及时间也可能会根据复诊具体情况由医生调整。

二、常规用药

眼液	术后第一周	术后第二周	术后第三周	术后第四周
人工泪液（羟糖苷眼液）	每天 4 次	每天 4 次	每天 4 次	每天 4 次
普拉洛芬眼液（或双氯芬酸钠眼液）	每天 4 次	每天 3 次	每天 3 次	每天 2 次
典必殊滴眼液（妥布霉素地塞米松眼液）	每天 4 次	每天 2 次	每天 2 次	每天 1 次
美多丽眼液（或其他散瞳药）	每晚 1 次	每晚 1 次	/	/

三、复查须知

1. 出院后 1 周第一次复查，请携带出院证明及目前使用药物至门诊复查。
2. 再次复诊日期根据第一次复查情况医生会告知。
3. 如有眼部红痛、视力突然下降等异常情况出现，请及时就诊。
4. 眼底病门诊时间：

如有任何疑问请拨打以下电话咨询：

眼科　　　年　　月 **制**

准分子激光手术患者须知

准分子激光角膜屈光手术是目前针对屈光不正比较成熟有效的治疗方式，它通过准分子激光精确切削角膜组织改变角膜屈光性质，进而改变全眼球屈光状态的办法使患者术后减少对眼镜的依赖，而不是从根本上治疗屈光不正的病因，因此近视、远视、散光的度数必须稳定 1 ～ 2 年后才适合接受手术。18 岁以下的青少年由于眼球发育尚不成熟，一般不适宜接受手术。

一、术前须知

1. 戴隐形眼镜者，必须停戴 2 周以上方能接受手术前检查。

2. 术前 1 天请洗头，手术当天不要使用发胶、香水等易挥发性气体及化妆品，以免对激光工作状态造成不利影响，影响手术效果。

3. 术前 3 天，用广谱抗生素（如可乐必妥眼液）+ 人工泪液（如玻璃酸钠眼液）点双眼，每天 3 ～ 4 次。若术前 1 天开始用药，请频繁点药，术前双眼各点够 12 次（点眼药的注意事项：点药前将眼药水摇匀，点药时避免接触瓶口致药水污染，每只眼只需一滴眼药水，点药后闭眼 10 秒，每种眼药水之间需间隔 5 分钟）。

4. 术前注视训练：

第一步：摘掉眼镜，躺在床上，双眼保持睁开。

第二步：左手挡住左眼（被遮挡的眼需睁开），右臂伸直并伸出食指在右眼前方 30cm 处，右眼盯住食指尖，保持 10 秒，不要歪头。然后交替练习另一只眼。重复练习，以便能更好地配合手术。

二、术中须知

1. 激光手术中，患者会感到疼痛，但需良好的配合，术中请保持放松，避免紧张，尽量保持眼球不转动，注视正上方仪器中的闪烁点，以保证手术的安全进行。

2. 若有不适症状，请轻声告知医生，避免乱动身体及用手做动作造成不必要的意外出现。

三、术后须知

激光手术后用药及护理对手术后视力的恢复和维持非常重要，患者一定要严格按照医生的要求规范用药。

1. 术后 1 周避免眼部进脏水，避免揉戳眼部，以防眼部感染，若出现不适症状，请及时与医生联系。

2. 由于不同手术方式的差异，术后用药会有差异，一般用药时间在 6 ～ 8 周，需遵医嘱用药，避免术后并发症出现。广谱抗生素（如可乐必妥眼液）每日 4 次，持续点药 2 周左右；非甾体类眼液（如双氯芬酸钠眼液或溴芬酸钠眼液）每日 4 次，持续点药 2 月左右；人工泪液（如玻璃酸钠眼液）每日 4 次，持续点药 2 个月，或可根据情况长期使用。

3. 部分术前检查发现视觉功能较差者，术后可能需加用施图伦眼液每日 3 次，持续 1 个月。

4. 术后请根据要求，定期复查，复查对于视力的恢复和维持非常重要。术后复查时间为：术后 1 天、1 周、2 周、4 周、2 个月、3 个月、6 个月（若患者因特殊情况不能按时复查，请提前联系医生，或到就近医院就诊）。

5. 术后外出时，阳光下需要佩戴墨镜以避免强光对眼部的刺激；使用电脑或手机时，建议佩戴防蓝光眼镜以避免电离辐射对角膜的刺激。

如有任何疑问请拨打以下电话咨询：

眼科　　　年　　月 **制**

角膜手术患者须知

角膜俗称“黑眼珠”，实际上它是透明的，外伤、感染、先天异常、肿瘤等多种因素可致角膜混浊，外观及视力将受到影响。若角膜出现混浊，药物治疗大多无效，为了重新恢复视力，往往需要将混浊的角膜去除，这时就需要进行角膜移植手术。另外，角膜感染经药物治疗无效或角膜感染可能导致角膜穿孔或已经穿孔时，为控制感染或恢复眼球的完整性就必须进行角膜手术，否则眼球将因感染或眼内物脱出而丧失功能。

一、术前须知

1. 手术前除了眼部常规检查外，需要做眼部特殊检查，如眼 B 超了解眼内情况，OCT 及 UBM 了解角膜及前房情况等。除此之外，还需完善全身检查，包括心电图、胸片、三大常规（血、尿、大便）、凝血、血生化、乙肝、艾滋病及梅毒等检查，以便了解有无手术禁忌、手术中及手术后需要特别注意的情况。

2. 高血压、糖尿病患者，应请内科医生检查、治疗，待全身情况控制稳定后再行手术。请将必备药物随身携带，以备急用。

3. 术前注意休息，调整饮食，戒烟，戒酒。若患有感冒、发烧、咳嗽、腹泻等不适症状，及女性患者处于经期等特殊情况，请您及时告知医生，以便我们酌情处理，必要时改期手术。

4. 术前需要双眼点广谱抗生素眼液（如可乐必妥眼液等）：入院后按照医嘱使用，一般情况下每日 3 ～ 4 次，如果入院后第 2 天手术，请术前 1 天每 2 小时点 1 次双眼。如果入院当天手术请在手术前每 10 分钟点 1 次，共 6 次。其余的相关药物请继续使用，或遵医嘱暂停使用。

5. 术前训练：为了保证手术的无菌环境，我们需用消毒巾对手术眼以外的区域进行遮盖，请术前 1 天，用被子或衣服遮住口鼻，练习用嘴巴呼吸，坚持大概 15 ～ 30 分钟。如训练困难，请提前告知医生，我们将在手术时做特殊准备。另外还需训练双眼向左、向右、向上、向下的眼球运动以便更好地配合手术。

6. 术前 1 天，请您做好个人卫生，洗头、洗澡，换干净衣服，手术当天请将脸部清洗干净，不可使用任何化妆品及佩戴首饰。

7. 除儿童患者及特殊成人患者需全麻手术，术前禁食、禁饮外，正常成年人手术术前均可正常饮食，但不要吃得过饱和喝大量水。

8. 手术当天需要有家属陪伴并按时前来医院。

9. 手术当天，术眼需要在病房进行清洁和术前准备，由专科护士完成，请按照要求积极配合。

10. 为了避免发生术眼眼别错误，术前医生和护士需要对术眼眼别进行确认，我们会用标识笔在术眼眉弓上方进行双重画线标识，请给予理解和配合。

二、术中须知

1. 注意进行自我调节，稳定情绪。因为手术过程中您是完全清醒的（全麻者除外），如有任何不适，请及时与医生沟通。

2. 手术过程中，不要随意转动头部。需要咳嗽或转动头部时可轻声告诉医生，以免乱动身体及用手做动作造成不必要的意外出现。

3. 手术中不要过于紧张，按照医生的指示转动眼球，从而配合医生顺利完成手术。

三、术后须知

1. 手术后当天伤口异物感或者轻微疼痛是正常反应，有时个别患者可能会出现明显眼痛、头痛及恶心等症状，请及时告诉护士和医生，以便我们及时处理。这些症状经过处理后一般会渐渐消失，服药后部分人会有手指麻木感，请勿担心。

2. 手术当天请勿打开眼部敷料，请勿朝手术一侧睡觉，并请尽量平躺卧床休息，避免低头、咳嗽及抬重物。术后第 2 天如无特殊情况，可以有低头、弯腰等活动，请保持心情愉悦，看电视时间不要太久。

3. 术后第 1 天（次日），我们会打开眼部敷料，进行眼部检查，检查结束后，手术眼仍需纱布遮盖，局部开始用药。

4. 术后出院后需长期复查和随访，手术患者均在门诊复查，复查时请携带出院证明书和所用的所有药物，以方便门诊医生了解您的眼部检查情况及用药情况。一般术后复查时间为：术后 1 个月内一周复查一次，术后 1 个月后一个月复查一次。如有特殊情况，门诊医生会根据病人情况安排复查时间。

5. 术后多吃香蕉等水果，保持大便通畅，切勿突然用力。勿吃硬的东西，如瓜子、蚕豆。

6. 术后 1 周内请勿洗头，洗脸时要注意避免污水进入眼内。术后 2 周不要让脏水、肥皂水或异物进入手术眼。

7. 术后 1 个月内不要对手术眼施加压力（如揉眼等），不要参加幅度较大的户外活动，避免外伤。

8. 术后 2 个月内不吸烟、不饮酒，不食辛辣的食物，睡觉时尽量维持平躺，如需侧卧，需向未手术的一侧睡。

9. 术后 3 个月内不要做重体力劳动或剧烈运动，外出时候注意交通工具的平稳和安全。

10. 术后外出时，阳光下需要佩戴墨镜以避免强光对眼部的刺激。

如有任何疑问请拨打以下电话咨询：

眼科　　　　年　　月**制**

泪道手术患者须知

泪道病主要是指泪道发生部分或者完全性阻塞（包括上下泪小管阻塞、泪总管阻塞、鼻泪管阻塞等）。患有这类眼病的患者常常有溢泪、流脓等症状，给患者带来了无穷的烦恼和痛苦。

一、术前须知

1. 手术前除了常规全身检查外，需要做一些特殊检查，如泪道造影后的CT检查，耳鼻喉医生对鼻腔的检查，以便了解有无手术禁忌、手术中及手术后需要特别注意的情况。

2. 高血压、糖尿病患者，应请内科医生检查、治疗，待全身情况控制稳定后再行手术。请将必备药物随身携带，以备急用。

3. 术前注意休息，调整饮食，戒烟，戒酒。若患有感冒、发烧、咳嗽、腹泻等不适症状，及女性患者处于经期等特殊情况，请及时告知医生，以便我们酌情处理，必要时改期手术。

4. 术前需要双眼点广谱抗生素眼液（如可乐必妥眼液等）：入院后按照医嘱使用，一般情况下每日3～4次，如果入院后第2天手术，请术前1天每2小时点一次双眼。如果入院当天手术请在手术前每10分钟点1次，共6次。其余的相关药物请继续使用，或遵医嘱暂停使用。

5. 术前1天，请您做好个人卫生，洗头、洗澡，换干净衣服，手术当天请将脸部清洗干净，不可使用任何化妆品及佩戴首饰。男性患者请刮掉胡须。

6. 若医生告知需全麻手术，术前需遵麻醉科医生医嘱，禁食、禁饮；若为局麻手术，术前均可正常饮食，但不要吃得过饱和喝大量水。

7. 手术当天需要有家属陪伴并按时前来医院。

8. 手术当天需要在病房进行清洁和术前准备，由专科护士完成，请按照要求积极配合。

9. 为了避免发生术眼眼别错误，术前医生和护士需要对术眼眼别进行确认，我们会用标识笔在术眼眉弓上方进行双重画线标识，请给予理解和配合。

二、术中须知

1. 局麻手术患者注意进行自我调节，稳定情绪。因为手术过程中您是完全清醒的，如有任何不适，请及时与医生沟通。

2. 手术过程中，不要随意转动头部。需要咳嗽或转动头部时可轻声告诉医生，以免乱动身体及用手做动作造成不必要的意外出现。

3. 手术中不要过于紧张，按照医生的指示配合医生顺利完成手术。

三、术后须知

1. 注意个人卫生，不要随便用脏手揉眼，脸盆、毛巾要个人专用。
2. 患者饮食以清淡为主，过分刺激的食物（如过辣）、饮酒和熬夜应该避免。
3. 避免感染结膜炎等眼部炎症，一旦患病及时就诊、用药。
4. 内窥镜下泪囊鼻腔吻合术后需定期复诊、泪道冲洗、换药。
5. 术中植管患者需按医嘱定期复诊、取管。
6. 术后眼部或鼻腔用药需按要求定时、定量并按正确方法使用。
7. 如有不适及时到医院就诊。

如有任何疑问请拨打以下电话咨询：

眼科　　　　年　　月 **制**

眼睑整形手术患者须知（含美容、上睑下垂等）

眼睑整形手术主要针对的是求美者，为改善自身容貌进行的手术。这类手术是基于医学技术，但并不完全以医学标准为最终评判标准的手术。

一、术前须知

1. 作为美容手术，决定手术前请充分考虑清楚，应与手术医生充分进行美容需求的沟通，并尽量取得家人的支持和理解。

2. 手术前除了常规的眼部及全身检查外，需要做一些特殊检查，如排除重症肌无力而做的新斯的明实验等，以便了解有无手术禁忌、手术中及手术后需要特别注意的情况。

3. 高血压、糖尿病患者，应请内科医生检查、治疗，待全身情况控制稳定后再行手术。请将必备药物随身携带，以备急用。

4. 术前注意休息，调整饮食，戒烟，戒酒。若患有感冒、发烧、咳嗽、腹泻等不适症状，及女性患者处于经期等特殊情况，请您及时告知医生，以便我们酌情处理，必要时改期手术。

5. 术前 1 天，请您做好个人卫生，洗头、洗澡，换干净衣服，手术当天请将脸部清洗干净，不可使用任何化妆品及佩戴首饰。

6. 此类手术多为局麻手术，术前均可正常饮食，但不要吃得过饱和喝大量水。若为全麻手术，术前需遵麻醉科医生医嘱，禁食、禁饮。

7. 手术当天需要有家属陪伴并按时前来医院。

8. 手术当天需要在病房进行清洁和术前准备，由专科护士完成，请按照要求积极配合。

9. 为了避免发生术眼眼别错误，术前医生和护士需要对术眼眼别进行确认，我们会用标识笔在术眼眉弓上方进行双重画线标识，请给予理解和配合。

二、术中须知

1. 局麻手术中，请患者注意进行自我调节，稳定情绪。因为手术过程中您是完全清醒的，如有任何不适，请及时与医生沟通。

2. 局麻手术过程中，不要随意转动头部。需要咳嗽或转动头部时可轻声告诉医生，以免乱动身体及用手做动作造成不必要的意外出现。

3. 局麻手术中不要过于紧张，按照医生的指示配合医生顺利完成手术。

三、术后须知

1. 注意个人卫生，手术切口处避免沾水，但切口以外部分，请每日用洁净湿毛巾擦洗，保持面部卫生。

2. 患者饮食以清淡为主，过分刺激的食物（如过辣）、饮酒和熬夜应该避免。

3. 每日遵医嘱，用抗生素眼药水滴于消毒棉签上清洗手术切口处，一般每日 3 ～ 4 次，直至拆线后第一天。

4. 术后遵医嘱定期复诊、拆线。

5. 术后 48 小时内，局部冰敷。这样既可以减少术后伤口的出血，还可以减轻术后伤口的肿胀与疼痛情况。需要注意的是，术后冰敷时，需用干净清洁的毛巾把冰袋包起来，避免把伤口弄湿。

6. 术后遵医嘱，认真使用滴眼液点眼。

7. 如有不适及时到医院就诊。

如有任何疑问请拨打以下电话咨询：

眼科　　　　年　　月 **制**

眼眶手术患者须知

眼眶手术的目的是通过手术治疗眼眶肿瘤、骨折、甲状腺相关眼病等眼眶疾病，从而达到去除病灶、恢复眼部视觉功能、改善外观的效果。

一、术前须知

1. 手术前除了常规的眼部及全身检查外，需要做一些的特殊检查，如眼眶 CT、核磁等，以便判断病情，并了解有无手术禁忌、手术中及手术后需要特别注意的情况。

3. 高血压、糖尿病患者，应请内科医生检查、治疗，待全身情况控制稳定后再行手术。请将必备药物随身携带，以备急用。

4. 术前注意休息，调整饮食，戒烟，戒酒。若患有感冒、发烧、咳嗽、腹泻等不适症状，及女性患者处于经期等特殊情况，请您及时告知医生，以便我们酌情处理，必要时改期手术。

5. 术前 1 天，请您做好个人卫生，洗头、洗澡，换干净衣服，手术当天请将脸部清洗干净，不可使用任何化妆品及佩戴首饰。男性患者请刮掉胡须。

6. 此类手术多为全麻手术，术前需遵麻醉科医生医嘱，禁食、禁饮。

7. 手术当天需要有家属陪伴并按时前来医院。

8. 手术当天需要在病房进行清洁和术前准备，由专科护士完成，请按照要求积极配合。

9. 为了避免发生术眼眼别错误，术前医生和护士需要对术眼眼别进行确认，我们会用标识笔在术眼眉弓上方进行双重画线标识，请给予理解和配合。

二、术后须知

1. 注意个人卫生，手术切口处避免沾水，但切口以外部分，请每日用洁净湿毛巾擦洗，保持面部卫生。

2. 患者饮食以清淡为主，过分刺激的食物（如过辣）、饮酒和熬夜应该避免。

3. 每日遵医嘱，用抗生素眼药水滴于消毒棉签上清洗手术切口处，一般每日 3 ～ 4 次，直至拆线后第一天。

4. 术后遵医嘱定期复诊、拆线。

5. 术后 48 小时内，局部冰敷。这样既可以减少术后伤口的出血，还可以减轻术后伤口的肿胀与疼痛情况。需要注意的是，术后冰敷时，需用干净清洁的毛巾把冰袋包起来，避免把伤口弄湿。

6. 术后遵医嘱，认真使用滴眼液点眼并口服药物。
7. 术后遵医嘱，认真完成眼肌训练。
8. 如有不适及时到医院就诊。

如有任何疑问请拨打以下电话咨询：

眼科　　　年　　月 **制**

第七章

眼科检查治疗知情同意书范本

眼科医疗工作中会涉及各种检查及治疗方法，其中包括多种有创性检查及治疗。如：荧光素眼底血管造影、视网膜裂孔激光治疗、光动力治疗、经瞳孔温热治疗、YAG/SLT 激光治疗及前房穿刺等。在完成相关有创性检查及治疗前，医生务必详细介绍病情，告知检查及治疗的必要性、不可替代性，以及可能存在的意外及并发症。本章编者将分享临床工作中常用的眼科检查治疗知情同意书，各单位可根据各自的特点进行修改并加以应用。

荧光素眼底血管造影检查知情同意书

住院号 / 门诊号：__________

患者姓名：__________ 性别：________ 年龄：________ 科室：__________ 床号：__________

一、病情诊断及拟实施医疗方案

1. 疾病诊断：____

____

2. 拟实施的医疗方案：

☐ 荧光素眼底血管造影（FFA）

☐ 其他：____

3. 拟实施医疗方案的目的及预期效果：______________________________________

____

4. 疾病介绍和治疗建议：

眼底疾病包括多种疾病，如视网膜血管疾病、视网膜变性疾病、视网膜肿瘤和全身疾病如糖尿病、高血压、血液病、免疫性疾病等在眼底的并发症。上述疾病均可引起患者视力损害，延误诊治可造成诸如玻璃体积血、新生血管性青光眼、牵拉性视网膜脱离等更严重的眼并发症，甚至失明。

荧光素眼底血管造影检查是诊断视网膜疾病的重要方法。做法是将造影剂荧光素钠（一种荧光染料）经静脉注入受检患者体内，同时进行眼底照相，动态观察荧光素在眼底视网膜循环全过程的图像，并记录。临床医生借助荧光素眼底血管造影可诊断、观察病变变化和评价治疗疗效。

荧光素的药物代谢：多数患者对造影剂——荧光素钠有较好的耐受性，荧光素在体内大部分经肾脏随尿排出体外，其余部分由胆道随胆汁排出。

5. 拟实施医疗方案及其风险和注意事项：

以下荧光素眼底血管造影检查的注意事项和可能发生的风险和不良反应，有些不常见的风险可能没有在此列出。

（1）本检查对心肝肾疾病患者慎用，心肝肾功能严重不良的患者禁用。

（2）高血压患者需在高血压治疗控制后，再进行本检查。孕妇慎用。

（3）对荧光素钠造影剂过敏者和过敏体质者禁用，哮喘病患者慎用或不用。

（4）一般患者注射造影剂后无明显不适反应。

（5）部分患者可出现不良反应，较常见的为恶心、呕吐、眩晕或荨麻疹等。

（6）有时出现严重不良反应，可能发生支气管痉挛、喉头水肿、低血压和休克等，甚至危及生命。其他十分罕见的风险未在此列出。

(7)患者注射造影剂后出现皮肤、黏膜发黄和尿黄是荧光素染料所致，大约经过1～2天随荧光素染料从体内排出可自行消退。

(8)本项检查因患者配合度或其他因素可能出现图像异常，从而造成误诊、漏诊可能，这是患者病情和检查手段的局限性所致，有时还需要做其他进一步的检查。即便如此，有时也不能完全做出正确诊断，请您理解。

(9)其他：除上述情况外，本医疗措施尚有可能发生其他并发症或需提请患者及家属特别注意的其他事项，如：____

____

(10)如果患有高血压、心脏病、糖尿病、肝肾功能不全、静脉血栓等疾病或者有吸烟史，以上这些风险可能会加大，或者在检查中或检查后出现相关的病情加重或心脑血管意外，甚至死亡。

(11)其他不可预知情况：____

____

二、患者知情选择

□ 医生已向我解释，并且我已经了解实施荧光素眼底血管造影检查的必要性、步骤、风险、成功率及注意事项等相关信息。

□ 医生已向我解释，并且我已经了解该医疗措施的风险、不良反应和不实施该医疗措施的风险。

□ 针对我的情况，我能够向医师提出问题和疑虑，并已获得说明。

□ 我了解该医疗措施可能是目前最适当的选择，但其仍然存在风险且无法保证一定能够达到预期目的。

□ 我已经如实向医师介绍了病史，尤其是与本医疗措施相关的病史。

□ 紧急情况处置授权。本人明白除了医生告知的危险以外，医疗方案实施中有可能出现其他危险或者预想不到的情况，在此我也授权医师，在遇到预料之外的紧急、危险情况时，从考虑本人利益角度出发，按照医学常规予以处置。

特殊风险或主要高危因素：

□ 我理解根据我个人的病情，我还可能出现以下并发症或风险：出现轻度不良反应恶心、呕吐、眩晕可自行缓解，出现荨麻疹可应用抗过敏药物，出现上述严重不良反应需立即进行急救处理。

□ 一旦发生上述风险和意外，医生会采取积极应对措施。

请患者或其近亲属誊抄以下内容并签名：

工作人员已将以上事项告知本人，本人知悉并了解。基于上述声明，我（同意或不同意）实施该项检查。

____

患者签名：________________________签名日期：________________________

如果患者无法签署同意书，请其授权的亲属在此签名：

患者授权亲属签名：________________与患者关系：__________签名日期：__________

三、医生陈述

1. 根据患者的病情，患者需要进行上述检查措施。该措施是一种有效的检查、诊断手段，一般来说是安全的，但由于该措施有创伤性和风险性，因此我不能向患者保证措施的绝对安全性和效果。一旦发生上述风险或其他意外情况，我将从维护患者利益的角度出发积极采取应对措施。

2. 我已尽量以患者能了解的方式，解释该措施的相关信息，特别是实施该措施的原因、目的、风险，检查方法、检查的注意事项，并发症及可能的处理方式。

3. 我已经给予患者充足时间，询问有关拟实施医疗措施的问题，并给予答复。

医生签名：________________________签名日期：________________________

吲哚菁绿脉络膜血管造影检查知情同意书

住院号 / 门诊号：__________

患者姓名：__________ 性别：________ 年龄：________ 科室：__________ 床号：__________

一、病情诊断及拟实施医疗方案

1. 疾病诊断：____

____

2. 拟实施的医疗方案：

□ 吲哚菁绿脉络膜血管造影（ICGA）

□ 其他：____

3. 拟实施医疗方案的目的及预期效果：____

____

4. 疾病介绍和治疗建议：

眼底疾病包括多种眼底病，如脉络膜疾患中的脉络膜炎症、肿瘤和老年性黄斑变性等。上述疾病均可引起患者视力下降、视物变形等，延误诊治可造成严重视力损害，脉络膜肿瘤更需早期诊断及治疗。

吲哚菁绿血管造影检查是诊断眼底疾病，特别是对多种脉络膜疾病进行诊断、鉴别诊断、观察病情变化和评估疗效的重要检查方法之一，尤其对老年黄斑变性的诊断、脉络膜肿瘤的鉴别诊断和眼底出血原因的确定具有独特的价值。方法是将造影剂吲哚菁绿注入受检者静脉血管，并进行眼底照相，动态观察造影全过程眼底病变的图像，并记录。

吲哚菁绿是一种水溶性染料，经静脉注入体内后，大部分药物经肝脏以游离形式由胆汁排出。染料在血液中半衰期较短，仅 3 ～ 4 分钟，多数患者对造影剂吲哚菁绿有较好的耐受性。

5. 拟实施医疗方案及其风险和注意事项：

以下是吲哚青绿脉络膜血管造影检查的注意事项和可能发生的风险及不良反应，有些不常见的风险可能没有在此列出。

（1）本检查对心肝肾疾病患者慎用，心肝肾功能严重不良的患者禁用。

（2）高血压患者需在高血压治疗控制后，再进行本检查。孕妇慎用。

（3）对吲哚菁绿造影剂过敏者和过敏体质者禁用。因吲哚菁绿染料中含碘，故对碘过敏的患者禁忌。过敏性体质者及哮喘病患者慎用或不用。

（4）一般患者注射造影剂后无明显不适反应。

（5）部分患者可出现不良反应，较常见的为恶心、呕吐、眩晕和荨麻疹等。

（6）有时出现严重不良反应，可能发生支气管痉挛、喉头水肿、低血压和休克等，甚至危及生命。其他十分罕见的风险未在此列出。

（7）本项检查因患者配合度或其他因素可能出现图像异常，由此产生误诊、漏诊，这是患者病情和检查手段的局限性所致，有时还需要做其他进一步的检查。即便如此，有时也不能完全做出正确诊断，请您理解。

（8）除上述情况外，本医疗措施尚有可能发生其他并发症或需提请患者及家属特别注意的其他事项，如：____

____

（9）如果患有高血压、心脏病、糖尿病、肝肾功能不全、静脉血栓等疾病或者有吸烟史，以上这些风险可能会加大，或者在检查中或检查后出现相关的病情加重或心脑血管意外，甚至死亡。

（10）其他不可预知情况：____

____

二、患者知情选择

☐ 医生已向我解释，并且我已经了解实施吲哚菁绿脉络膜血管造影检查的必要性、步骤、风险、成功率及注意事项等相关信息。

☐ 医生已向我解释，并且我已经了解该医疗措施的风险、不良反应和不实施该医疗措施的风险。

☐ 针对我的情况，我能够向医师提出问题和疑虑，并已获得说明。

☐ 我了解该医疗措施可能是目前最适当的选择，但是其仍然存在风险且无法保证一定能够达到预期目的。

☐ 我已经如实向医师介绍了病史，尤其是与本医疗措施相关的病史。

☐ 出现轻度不良反应恶心、呕吐、眩晕可自行缓解，出现荨麻疹可应用抗过敏药物，出现上述严重不良反应需立即进行急救处理。

☐ 紧急情况处置授权。本人明白除了医生告知的危险以外，医疗方案实施中有可能出现其他危险或者预想不到的情况，在此我也授权医师，在遇到预料之外的紧急、危险情况时，从考虑本人利益角度出发，按照医学常规予以处置。

☐ 一旦发生上述风险和意外，医生会采取积极应对措施。

请患者或其近亲属誊抄以下内容并签名：

工作人员已将以上事项告知本人，本人知悉并了解。基于上述声明，我（同意或不同意）实施该项医疗措施。

____

患者签名：________________ 签名日期：____________

如果患者无法签署同意书，请其授权的亲属在此签名：

患者授权亲属签名：________ 与患者关系：______ 签名日期：________

三、医生陈述

1. 根据患者的病情，患者需要进行上述检查措施。该措施是一种有效的检查、诊断手段，一般来说是安全的，但由于该措施有创伤性和风险性，因此我不能向患者保证措施的绝对安全性和效果。一旦发生上述风险或其他意外情况，我将从维护患者利益的角度出发积极采取应对措施。

2. 我已尽量以患者能了解的方式，解释该措施的相关信息，特别是实施该措施的原因、目的、风险，检查方法、检查的注意事项，并发症及可能的处理方式。

3. 我已经给予患者充足时间，询问有关拟实施医疗措施的问题，并给予答复。

医生签名：__________________ 签名日期：____________

视网膜裂孔激光治疗知情同意书

住院号 / 门诊号：__________

患者姓名：__________性别：________年龄：________科室：__________床号：__________

一、疾病介绍和治疗建议

医生已告知我的________眼患有____________________，需要在________麻醉下进行________________________视网膜裂孔激光治疗术。

视网膜裂孔是常见的视网膜疾病。患病后，患者可能表现为眼前有黑影飘动，也可以无任何症状。

如果没有及时发现和治疗，短期内会发生视网膜脱离，这时患者眼前有固定黑影遮挡，视力明显下降，严重者仅有眼前指数。

如果能在视网膜脱离发生之前采取积极的治疗措施，可以有效地控制疾病的发展，保护患者的视力。激光治疗是这样一种行之有效的、方便的方法。

激光治疗的作用：光凝使裂孔周围的视网膜和脉络膜形成粘连，防止玻璃体腔中的液体成分进入视网膜下，防止视网膜脱离的发生。根据不同的病情，激光分单次或多次完成。

预后与眼部情况有关。激光治疗后视力恢复的情况取决于治疗前黄斑部受累情况，如果黄斑部未受累，术后视力预后较好。

术后需遵医嘱复查，必要时再次行激光治疗。

根据每一位患者的具体病情，治疗情况各有不同，医生将会和我讨论具体的内容。

二、潜在风险和对策

以下是激光治疗常见的一些风险，有些不常见的风险可能没有在此列出，具体的方式根据不同患者的情况有所不同，医生告诉我可与我的医生讨论有关我视网膜裂孔激光治疗的具体内容，如果我有特殊的问题可与我的医生讨论。

1. 我理解任何麻醉都存在风险。

2. 我理解任何所用药物都可能产生不良反应，包括轻度的恶心、皮疹等症状到严重的过敏性休克，甚至危及生命。

3. 我理解此治疗存在以下风险和局限性：

（1）视力下降。

（2）裂孔相应部位视野有暗点。

（3）视网膜脱离。

（4）术中可能根据情况改变术式。

（5）术后需要按医生要求定期复查，必要时补充激光治疗。

（6）除上述情况外，本医疗措施尚有可能发生其他并发症或者需要提请患者及家属特别注意的其他事项，如：____

（7）其他不可预知情况：____

4. 我理解如果我患有高血压、心脏病、糖尿病、肝肾功能不全、静脉血栓等疾病或者有吸烟史，以上这些风险可能会加大，或者在术中或术后出现相关的病情加重或心脑血管意外，甚至死亡。

特殊风险或主要高危因素：

我理解根据我个人的病情，我可能出现以下并发症或风险：____

一旦发生上述风险和意外，医生会采取积极应对措施。

5. 替代医疗方案及其风险和效果：____

三、患者知情选择

□ 医生已向我解释，并且我已经了解实施该治疗措施的必要性、步骤、风险、成功率及注意事项等相关信息。

□ 医生已向我解释，并且我已经了解该医疗措施的风险、不良反应和不实施该医疗措施的风险。

□ 针对我的情况，我能够向医师提出问题和疑虑，并已获得说明。

□ 我了解该医疗措施可能是目前最适当的选择，但其仍然存在风险且无法保证一定能够达到预期目的。

□ 我已经如实向医师介绍了病史，尤其是与本医疗措施相关的病史。

□ 紧急情况处置授权。本人明白除了医生告知的危险以外，医疗方案实施中有可能出现其他危险或者预想不到的情况，在此我也授权医师，在遇到预料之外的紧急、危险情况时，从考虑本人利益角度出发，按照医学常规予以处置。

请患者或其近亲属誊抄以下内容并签名：

工作人员已将以上事项告知本人，本人知悉并了解。基于上述声明，我（同意或不同意）实施该项治疗。

____

患者签名：______________________签名日期：______________________

如果患者无法签署同意书，请其授权的亲属在此签名：

患者授权亲属签名：______________与患者关系：__________签名日期：__________

三、医生陈述

1. 根据患者的病情，患者需要进行上述治疗措施。该措施是一种有效的治疗手段，一般来说是安全的，但由于该措施有创伤性和风险性，因此我不能向患者保证措施的安全性和效果。一旦发生上述风险或其他意外情况，我将从维护患者利益的角度出发积极采取应对措施。

2. 我已尽量以患者能了解的方式，解释该措施的相关信息，特别是实施该措施的原因、目的、风险，并发症及可能的处理方式，不实施该措施可能发生的后果及其他可替代的治疗方式。如另有关于此措施的相关说明资料，我已交付患者。

3. 我已经给予患者充足时间，询问有关拟实施医疗措施的问题，并给予答复。

医生签名：__________________签名日期：______________________________

视网膜血管疾病激光治疗知情同意书

住院号/门诊号：________

患者姓名：________性别：________年龄：________科室：________床号：________

一、疾病介绍和治疗建议

医生已告知我的______眼患有________，需要在________麻醉下进行眼底视网膜激光治疗。

视网膜静脉阻塞、糖尿病视网膜病变、视网膜静脉周围炎、视网膜毛细血管扩张症等，是常见的视网膜血管疾病，也是可致盲眼病。发病后，患者视力逐渐或突然下降，严重者可降至眼前手动或仅存光感。

多数视网膜血管疾病会发生局部甚至广泛的组织缺血、缺氧，导致黄斑水肿；时间长后视网膜形成无灌注区，进而产生视网膜新生血管，引起反复玻璃体积血，纤维增殖、机化，最终导致牵拉性视网膜脱离，并引起白内障、继发性青光眼等并发症，这时患者视力会进一步下降，甚至失明，并出现眼疼、眼胀、头疼等症状。

如果能在玻璃体发生出血、视力严重下降之前采取积极的治疗措施，有效地控制疾病的发展，可能保护患者的视力。激光治疗是这样一种行之有效的方法。

激光治疗的作用：使视网膜得到更多的营养和氧供给；减少血管渗漏，使视网膜渗出和水肿减轻；使视网膜缺血得以改善，减少因缺血而诱导的新生血管生长因子的分泌，减少新生血管形成，使新生血管消退。根据不同的病情，激光分单次或多次完成。

预后与眼部或全身情况有关。激光治疗并不改善视力，只是减少远期的并发症。合并黄斑水肿者，激光手术前或手术后需要针对黄斑部病变继续治疗。

术后遵医嘱复查，要行荧光素眼底血管造影检查，必要时补充激光治疗。

根据每一位患者的具体病情，激光治疗情况有所不同，医生将会和我讨论具体的内容。

二、潜在风险和对策

以下是激光治疗常见的一些风险，有些不常见的风险可能没有在此列出，具体的治疗方式根据不同患者的情况有所不同，医生告诉我可与我的医生讨论有关我视网膜激光治疗的具体内容，如果我有特殊的问题可与我的医生讨论。

1. 我理解任何麻醉都存在风险。

2. 我理解任何所用药物都可能产生副作用，包括轻度的恶心、皮疹等症状到严重的过敏性休克，甚至危及生命。

3. 我理解此治疗存在以下风险和局限性：

（1）视力下降。

（2）视野缩小、视野缺损、暗适应功能下降。

（3）玻璃体积血。

（4）渗出性视网膜脱离、渗出性脉络膜脱离。

（5）术后炎症反应。

（6）视网膜裂孔、视网膜脱离。

（7）可能根据情况改变治疗方式。

（8）治疗后需要按照医生要求定期复查，必要时补充激光治疗。

（9）除上述情况外，本医疗措施尚有可能发生其他并发症或者需要提请患者及家属特别注意的其他事项，如：____

____

（10）其他不可预知情况：____

____

4. 如果患有高血压、心脏病、糖尿病、肝肾功能不全、静脉血栓等疾病或者有吸烟史，以上这些风险可能会加大，或者在治疗中或治疗后出现相关的病情加重或心脑血管意外，甚至死亡。

特殊风险或主要高危因素：

我理解根据我个人的病情，我可能出现以下并发症或风险：________________

____

____

____

出现上述严重不良反应需立即进行急救处理。一旦发生上述风险和意外，医生会采取积极应对措施。

5. 替代医疗方案及其风险和效果：____________________________

____

____

二、患者知情选择

☐ 医生已向我解释，并且我已经了解实施眼底激光治疗的必要性、步骤、风险、成功率及注意事项等相关信息。

☐ 医生已向我解释，并且我已经了解该医疗措施的风险、不良反应和不实施该医疗措施的风险。

□ 针对我的情况，我能够向医师提出问题和疑虑，并已获得说明。

□ 我了解该医疗措施可能是目前最适当的选择，但其仍然存在风险且无法保证一定能够达到预期目的。

□ 我已经如实向医师介绍了病史，尤其是与本医疗措施相关的病史。

□ 紧急情况处置授权。本人明白除了医生告知的危险以外，医疗方案实施中有可能出现其他危险或者预想不到的情况，在此我也授权医师，在遇到预料之外的紧急、危险情况时，从考虑本人利益角度出发，按照医学常规予以处置。

请患者或其近亲属誊抄以下内容并签名：

工作人员已将以上事项告知本人，本人知悉并了解。基于上述声明，我（同意或不同意）实施该项治疗。

____

患者签名：________________签名日期：________________

如果患者无法签署同意书，请其授权的亲属在此签名：

患者授权亲属签名：__________与患者关系：__________签名日期：__________

三、医生陈述

1. 根据患者的病情，患者需要进行上述治疗措施。该措施是一种有效的治疗手段，一般来说是安全的，但由于该措施有创伤性和风险性，因此我不能向患者保证措施的安全性和效果。一旦发生上述风险或其他意外情况，我将从维护患者利益角度出发积极采取应对措施。

2. 我已尽量以患者能了解的方式，解释该措施的相关信息，特别是实施该措施的原因、目的、风险，可能的并发症及处理方式，不实施该措施可能发生的后果及其他可替代的治疗方式。如另有关于此措施的相关说明资料，我已交付患者。

3. 我已经给予患者充足时间，询问有关拟实施医疗措施的问题，并给予答复。

医生签名：________________签名日期：________________

光动力（PDT）治疗眼病知情同意书

住院号/门诊号：________

患者姓名：________性别：________年龄：________科室：________床号：________

一、疾病介绍和治疗建议

医生已告知我_____眼患有__________________________________，需要在局部表面麻醉下进行光动力治疗。

眼底黄斑区（视力最敏锐的区域）发生的脉络膜新生血管性疾病多见于老年黄斑变性（AMD）、病理性近视及中心性渗出性脉络膜视网膜病变，少见情况包括炎症、肿瘤、外伤等原因。该类病变常导致黄斑部出血、水肿、瘢痕形成等，严重者可导致眼内大出血，对患者视力危害极大，甚至导致失明。

息肉样脉络膜血管病变（PCV）临床上类似于老年黄斑变性，亦多发生在黄斑区，常由于黄斑区视网膜下出血、瘢痕形成等导致视力下降，甚至失明。

眼底肿瘤（脉络膜血管瘤、视网膜血管瘤、脉络膜黑色素瘤等）包括发生于脉络膜或视网膜的血管瘤或实体肿瘤，常导致渗出性视网膜脱离或肿瘤直接波及黄斑而引起视力下降。眼内恶性肿瘤甚至威胁患者的生命。

中心性浆液性脉络膜视网膜病变（“中浆”）是由于黄斑区脉络膜血管的异常渗漏引起血－视网膜外屏障功能破坏，患者由于黄斑区视网膜下液体积聚而发生视力下降、视物变形等，少数患者病变迁延不愈导致最终视力严重受损。

所谓光动力疗法（PDT）是治疗时将一种特殊的光敏剂药物 Visudyne（维速达尔）注入血管，当其在眼内病变部位蓄积到一定量时，用一种特定激发光照射病变将光敏剂激活，激活的光敏剂释放大量的自由基和单线态氧，破坏病变组织细胞结构，可导致病变的血管或肿瘤组织萎缩，也可终止“中浆”患者脉络膜血管高渗漏状态或封闭视网膜色素上皮渗漏点，从而达到治疗目的。该方法的最大特点是治疗过程对正常组织几乎没有或较少损害。

研究表明光动力疗法对以上疾病有较好的疗效，患者经过治疗后眼底异常血管被封闭，肿瘤组织萎缩，黄斑区视网膜下液吸收，从而使患者视力稳定或得以改善。

根据每一位病人的具体病情，PDT 治疗情况会有所不同，医生将会和我讨论具体的内容。

二、手术潜在风险和对策

以下是光动力疗法可能发生的一些风险，有些不常见的风险可能没有在此列出，具体的治疗方案根据不同患者的情况会有所不同，医生告诉我可与我的医生讨论有关我 PDT 治疗的具体内容，如果我有特殊的问题可与我的医生讨论。

1. 我理解任何麻醉都存在风险。

2. 我理解任何所用药物都可能产生不良反应，包括轻度的恶心、皮疹等症状到严重的过敏性休克，甚至危及生命。

3. 我理解此治疗存在以下风险和局限性：

（1）尽管采用 Visudyne 进行 PDT 治疗是很好的治疗手段，但它仍然不是针对病因治疗，有的患者病情重，视网膜结构已严重破坏，术后视力预后仍可能不佳。有的患者一次治疗后病变可复发，可能需要重复治疗。有的患者每年甚至需要治疗 3 次以上。

（2）在进行了 PDT 治疗后 24 小时内，患者会对光极为敏感，如果在强光中的时间过长，可能出现光敏反应，类似日光烧灼。因此，治疗后需避光 48 小时，不要驾驶任何交通工具。

（3）如果注射部位有药物渗出，可能会有疼痛、出红疹。局部皮肤需覆盖避光。

（4）部分患者注射时会感到背痛、头痛、眼痛、恶心，注射结束症状渐渐消失。

（5）个别患者在治疗后一段时间内视力下降，但多能逐渐恢复。

（6）治疗后病变组织形成瘢痕，PDT 治疗后患者仍可能存在视物变形或视力下降。

（7）该药物目前尚未进入公费医疗项目，治疗需要自费。

（8）其他：除上述情况外，本医疗措施尚有可能发生其他并发症或需提请患者及家属特别注意的其他事项，如：____________________

____

（9）其他不可预知情况：____________________

____

4. 我理解如果我患有高血压、心脏病、糖尿病、肝肾功能不全、静脉血栓等疾病或者有吸烟史，以上这些风险可能会加大，或者在术中或术后出现相关的病情加重或心脑血管意外，甚至死亡。

特殊风险或主要高危因素：

我理解根据我个人的病情，我可能出现以下并发症或风险：____________________

____

____

____

一旦发生上述风险和意外，医生会采取积极应对措施。

5. 替代医疗方案及其风险和效果：____________________

____

____

三、患者知情选择

□ 医生已向我解释，并且我已经了解实施该治疗措施的必要性、步骤、风险、成功率及注意事项之相关信息。

☐ 医生已向我解释，并且我已经了解该医疗措施的风险、不良反应，和不实施该医疗措施的风险。

☐ 针对我的情况，我能够向医师提出问题和疑虑，并已获得说明。

☐ 我了解该医疗措施可能是目前最适当的选择，但其仍然存在风险且无法保证一定能够达到预期目的。

☐ 我已知所用的药物未进入公费医疗，需要自费，但是我希望用它来治疗。

☐ 我已经如实向医师介绍了病史，尤其是与本医疗措施相关的病史。

☐ 紧急情况处置授权。本人明白除了医生告知的危险以外，医疗方案实施中有可能出现其他危险或者预想不到的情况，在此我也授权医师，在遇到预料之外的紧急、危险情况时，从考虑本人利益角度出发，按照医学常规予以处置。

请患者或其近亲属誊抄以下内容并签名：

工作人员已将以上事项告知本人，本人知悉并了解。基于上述声明，我（同意或不同意）实施该项治疗。

____

患者签名：____________________ 签名日期：________________________________

如果患者无法签署同意书，请其授权的亲属在此签名：

患者授权亲属签名：___________ 与患者关系：________ 签名日期：______________

三、医生陈述

1. 根据患者的病情，患者需要进行上述治疗措施。该措施是一种有效的治疗手段，一般来说是安全的，但由于该措施有创伤性和风险性，因此我不能向患者保证措施的绝对安全性和效果。一旦发生上述风险或其他意外情况，我将从维护患者利益角度出发积极采取应对措施。

2. 我已尽量以患者能了解的方式，解释该措施的相关信息，特别是实施该措施的原因、目的、风险，并发症及可能的处理方式，不实施该措施可能发生的后果及其他可替代的治疗方式。如另有关于此措施的相关说明资料，我已交付患者。

3. 我已经给予患者充足时间，询问有关拟实施医疗措施的问题，并给予答复。

医生签名：______________________________ 签名日期：_______________________

经瞳孔温热治疗（TTT）知情同意书

住院号 / 门诊号：__________

患者姓名：__________性别：________年龄：________科室：__________床号：__________

一、疾病介绍和治疗建议

医生已告知我的_____眼患有____，需要在___________麻醉下进行经瞳孔温热治疗（TTT）。

TTT 是运用半导体激光，大光斑、长时间的近红外光照射，通过显微镜上的接合器和广角镜，或通过间接眼底镜上的接合器和 20D 透镜，或通过裂隙灯上的适配器或接触镜，经瞳孔将热能输送到脉络膜、色素上皮或视网膜的病变区，使局部温度升高，以达到治疗眼底病变的目的。810nm 激光对周围临近组织及神经感觉上皮损害比较小。

TTT 对眼底的各种肿瘤、脉络膜新生血管、息肉样脉络膜血管病变等眼底疾病都有一定的疗效。

二、手术潜在风险和对策

以下是常见的一些风险，有些不常见的风险可能没有在此列出，具体的手术术式根据不同患者的情况有所不同，医生告诉我可与我的医生讨论有关我手术的具体内容，如果我有特殊的问题可与我的医生讨论。

1. 我理解任何手术麻醉都存在风险（详见《麻醉知情同意书》）。

2. 我理解任何所用药物都可能产生不良反应，包括轻度的恶心、皮疹等症状到严重的过敏性休克，甚至危及生命。

3. 我理解此治疗中和治疗后存在以下风险和局限性：

（1）球后麻醉后可能发生球后出血、视力下降甚至丧失，手术可能因此改期。

（2）因患者情绪紧张，可能诱发心脑血管意外或加重原有疾病，如心肌梗死、脑卒中、糖尿病酮中毒等，以及可能诱发眼部血管意外导致失明。

（3）患眼疼痛不适，头痛。

（4）视力恢复不定，它与治疗前本身条件相关（原有的眼底疾病、术后并发症等）。

（5）可能出血（前房、玻璃体、视网膜），控制不满意会严重影响视力。

（6）暂时的中心暗点及黄斑或视网膜水肿。

（7）视网膜分支动脉阻塞、分支静脉阻塞。

（8）隐匿性脉络膜新生血管向典型性脉络膜新生血管进展。

（9）视网膜牵引。

（10）视网膜新生血管产生。

（11）渗出性视网膜脱离。

（12）前节损伤：角膜散光、角膜斑翳、虹膜萎缩、白内障。

（13）脉络膜新生血管等病变消退不良或增长或复发，需再次治疗。

（14）肿瘤消退不良或增长或复发，需再次治疗。

（15）治疗后病变消退不良，可联合其他治疗。

（16）治疗后有出血不吸收，可联合玻璃体手术治疗。

（17）除上述情况外，本医疗措施尚有可能发生其他并发症或者需要提请患者及家属特别注意的其他事项，如：____

____

（18）其他不可预知情况：____

____

4. 我理解如果我患有高血压、心脏病、糖尿病、肝肾功能不全、静脉血栓等疾病或者有吸烟史，以上这些风险可能会加大，或者在术中或术后出现相关的病情加重或心脑血管意外，甚至死亡。

特殊风险或主要高危因素：

我理解根据我个人的病情，我可能出现以下并发症或风险：____________

____

____

一旦发生上述风险和意外，医生会采取积极应对措施。

5. 替代医疗方案及其风险和效果：______________________________

____

三、患者知情选择

□ 医生已向我解释，并且我已经了解实施该治疗措施的必要性、步骤、风险、成功率及注意事项之相关信息。

□ 医生已向我解释，并且我已经了解该医疗措施的风险、不良反应和不实施该医疗措施的风险。

□ 针对我的情况，我能够向医师提出问题和疑虑，并已获得说明。

□ 我了解该医疗措施可能是目前最适当的选择，但其仍然存在风险且无法保证一定能够达到预期目的。

□ 我已经如实向医师介绍了病史，尤其是与本医疗措施相关的病史。

□ 紧急情况处置授权。本人明白除了医生告知的危险以外，医疗方案实施中有可能出现其他危险或者预想不到的情况，在此我也授权医师，在遇到预料之外的紧急、危险情况时，从考虑本人利益角度出发，按照医学常规予以处置。

请患者或其近亲属誊抄以下内容并签名：

工作人员已将以上事项告知本人，本人知悉并了解。基于上述声明，我（同意或不同意）实施该项治疗。

____

患者签名：______________签名日期：______________

如果患者无法签署同意书，请其授权的亲属在此签名：

患者授权亲属签名：__________与患者关系：________签名日期：__________

三、医生陈述

1. 根据患者的病情，患者需要进行上述治疗措施。该措施是一种有效的治疗手段，一般来说是安全的，但由于该措施有创伤性和风险性，因此我不能向患者保证措施的绝对安全性和效果。一旦发生上述风险或其他意外情况，我将从维护患者利益角度出发积极采取应对措施。

2. 我已尽量以患者能了解的方式，解释该措施的相关信息，特别是实施该措施的原因、目的、风险，并发症及可能的处理方式，不实施该措施可能发生的后果及其他可替代的治疗方式。如另有关于此措施的相关说明资料，我已交付患者。

3. 我已经给予患者充足时间，询问有关拟实施医疗措施的问题，并给予答复。

医生签名：______________签名日期：______________

眼科 YAG/SLT 激光治疗知情同意书

住院号 / 门诊号：__________

患者姓名：__________性别：________年龄：________科室：__________床号：__________

一、疾病介绍和治疗建议

医生已告知我的_____眼患有____________，对于该病症，医师已将目前可以选择的治疗方法向我作了介绍，结合我的具体情况和医师的建议，我最终考虑可以接受以下激光治疗：

☐ 激光囊膜切开；　☐ 激光周边虹膜切除；

☐ 激光房角成形；　☐ 选择性激光小梁成形术；

☐ 其他：________________________

麻醉方式：☐ 表面麻醉；☐ 局部浸润麻醉；☐ 球后阻滞麻醉；☐ 球周麻醉；☐ 其他：________________________

激光治疗的目的和效果：控制病变的进展，减少并发症，使病情稳定，最大限度地保护视力。但视力的恢复还取决于疾病本身的轻重和病变的自然转归。

二、手术潜在风险和对策

在我明确表示接受该治疗方案之前，医生已将治疗的方法、麻醉方式和术中、术后的并发症及其他风险均向我做了详尽交代，本人对医师告知的内容已经清楚并理解，我知道激光治疗是一种有创的治疗手段，也是一种有效的治疗手段，但术中和术后可能发生的意外情况和并发症包括但不限于：

1. 我理解任何麻醉都存在风险。

2. 我理解任何所用药物都可能产生不良反应，包括轻度的恶心、皮疹等症状到严重的过敏性休克，甚至危及生命。

3. 因病种不同，激光治疗常需要多次、间断进行。

4. 我理解此治疗中和治疗后存在以下风险和局限性：

（1）患者在激光治疗时，可能有轻度疼痛感及一过性视力下降，这些症状大部分可自行恢复，不影响治疗效果及健康。

（2）激光治疗后，大多数患者均能达到预期的治疗目的，但少数患者有可能出现反应性水肿、出血、渗出、视力下降等情况，这与患者本身疾病的严重程度有关。

（3）治疗期间如发生原发病灶出血，严重者影响治疗，则需终止激光治疗。

（4）激光治疗后病变仍可能继续加重，必要时需要手术治疗。

（5）激光治疗有可能误伤晶状体或角膜，造成视力下降可能，因此需患者认真配合治疗。治疗完成后，仍需医嘱定期复查。

（6）激光可能造成暂时性眼压升高、玻璃体前界膜破裂、葡萄膜炎症反应，人工晶体眼患者，可能损伤人工晶体。

（7）除上述情况外，本医疗措施尚有可能发生的其他并发症或者需要提请患者及家属特别注意的其他事项，如：____

____

（8）其他不可预知情况：____

____

5. 我理解如果我患有高血压、心脏病、糖尿病、肝肾功能不全、静脉血栓等疾病或者有吸烟史，以上这些风险可能会加大，或者在治疗中或治疗后出现相关的病情加重或心脑血管意外，甚至死亡。

特殊风险或主要高危因素：

我理解根据我个人的病情，我可能出现以下并发症或风险：____________________

____

____

____

出现上述严重不良反应需立即进行急救处理。

一旦发生上述风险和意外，医生会采取积极应对措施。

替代医疗方案及其风险和效果：______________________________

____

二、患者知情选择

□ 医生已向我解释，并且我已经了解实施激光治疗的必要性、步骤、风险、成功率及注意事项之相关信息。

□ 医生已向我解释，并且我已经了解该医疗措施的风险、不良反应和不实施该医疗措施的风险。

□ 针对我的情况，我能够向医师提出问题和疑虑，并已获得说明。

□ 我了解该医疗措施可能是目前最适当的选择，但其仍然存在风险且无法保证一定能够达到预期目的。

□ 我已经如实向医师介绍了病史，尤其是与本医疗措施相关的病史。

□ 紧急情况处置授权。本人明白除了医生告知的危险以外，医疗方案实施中有可能出现其他危险或者预想不到的情况，在此我也授权医师，在遇到预料之外的紧急、危险情况时，从考虑本人利益角度出发，按照医学常规予以处置。

请患者或其近亲属誊抄以下内容并签名：

工作人员已将以上事项告知本人，本人知悉并了解。基于上述声明，我（同意或不同意）实施该项治疗。

____

患者签名：____________________签名日期：______________________________

如果患者无法签署同意书，请其授权的亲属在此签名：

患者授权亲属签名：___________与患者关系：_____________签名日期：_____________

三、医生陈述

1. 根据患者的病情，患者需要进行上述治疗措施。该措施是一种有效的治疗手段，一般来说是安全的，但由于该措施有创伤性和风险性，因此我不能向患者保证措施的安全性和效果。一旦发生上述风险或其他意外情况，我将从维护患者利益角度出发积极采取应对措施。

2. 我已尽量以患者能了解的方式，解释该措施的相关信息，特别是实施该措施的原因、目的、风险，并发症及可能的处理方式，不实施该措施可能发生的后果及其他可替代的治疗方式。如另有关于此措施的相关说明资料，我已交付患者。

3. 我已经给予患者充足时间，询问有关拟实施医疗措施的问题，并给予答复。

医生签名：__________________________签名日期：______________________________

前房穿刺治疗知情同意书

住院号 / 门诊号：＿＿＿＿＿

患者姓名：＿＿＿＿＿性别：＿＿＿＿年龄：＿＿＿＿科室：＿＿＿＿＿床号：＿＿＿＿＿

一、病情诊断及拟实施医疗方案

1. 疾病诊断：

2. 拟实施的医疗方案：

3. 麻醉方式：

4. 拟实施医疗方案的目的及预期效果：

5. 替代医疗方案及风险和效果：

6. 拟实施医疗方案及其风险和注意事项：

（1）前房穿刺术主要适用于高眼压状态药物控制不佳，各种原因导致的持续浅前房、前房消失等情况，保守治疗无效以及其他需要房水检测的病例，比如眼内感染明确病因、可疑眼内肿瘤等房水检测。前房穿刺术包括治疗性前房穿刺术、诊断性前房穿刺术、前房成形术及前房冲洗术。

每位患者的具体病情不同，手术考虑有所不同，医生将会根据具体情况与我讨论具体的内容。

（2）潜在风险和对策：

在我明确表示接受该治疗方案之前，医生已将治疗的方法、麻醉方式和术中、术后的并发症及其他风险均向我做了详尽交代，本人对医师告知的内容已经清楚并理解，我知道前房穿刺治疗是一种有创的治疗手段，也是一种有效的治疗手段，但术中和术后可能发生的意外情况和并发症包括但不限于：

①我理解任何麻醉都存在风险。

②我理解任何所用药物都可能产生不良反应，包括轻度的恶心、皮疹等症状到严重的过敏性休克，甚至危及生命。

③因情况不同，前房穿刺治疗常需要多次、间断进行。

④可能出血（前房、脉络膜），发生概率小，但控制不满意会严重影响视力。

⑤感染、眼内炎可能，发生概率小，治疗前后需要患者遵循医嘱局部用药。

⑥穿刺口不愈合渗漏、浅前房、低眼压，医生需要采取药物等治疗措施，必要时还需手术缝合治疗。

⑦疼痛，一般可耐受，及时告知医生。

⑧穿刺后眼压控制仍不满意，需要联合药物治疗或抗青光眼手术治疗。

⑨治疗过程中因患者不配合有可能误伤晶状体或角膜，造成视力下降可能，因此需患者认真配合治疗，治疗完成后，仍需遵医嘱定期复查。

⑩因患者情绪紧张，可能诱发心脑血管意外或加重原有疾病，如心肌梗死、脑卒中、糖尿病酮中毒等，以及诱发眼部血管意外导致失明。

⑪其他不可预知情况：____

____

⑫如果患有高血压、心脏病、糖尿病、肝肾功能不全、静脉血栓等疾病或者有吸烟史，以上这些风险可能会加大，或者在治疗中或治疗后出现相关的病情加重或心脑血管意外，甚至死亡。

特殊风险或主要高危因素：

我理解根据我个人的病情，我可能出现以下并发症或风险：________________

____

____

出现上述严重不良反应需立即进行急救处理。

一旦发生上述风险和意外，医生会采取积极应对措施。

二、医生陈述

1. 根据患者的病情，患者需要进行上述治疗措施。该措施是一种有效的治疗手段，一般来说是安全的，但由于该措施有创伤性和风险性，因此我不能向患者保证措施的绝对安全性和效果。一旦发生上述风险或其他意外情况，我将从维护患者利益角度出发积极采取应对措施。

2. 我已尽量以患者能了解的方式，解释该措施的相关信息，特别是实施该措施的原因、目的、风险，并发症及可能的处理方式，不实施该措施可能发生的后果及其他可替代的治疗方式。如另有关于此措施的相关说明资料，我已交付患者。

3. 我已经给予患者充足时间，询问有关拟实施医疗措施的问题，并给予答复。

医生签名：________________________ 签名日期：____________________

三、患者知情选择

□ 医生已向我解释，并且我已经了解实施前房穿刺治疗的必要性、步骤、风险、成功率及注意事项之相关信息。

□ 医生已向我解释，并且我已经了解该医疗措施的风险、不良反应和不实施该医疗措施的风险。

□ 针对我的情况，我能够向医师提出问题和疑虑，并已获得说明。

□ 我了解该医疗措施可能是目前最适当的选择，但其仍然存在风险且无法保证一定能够达到预期目的。

□ 我已经如实向医师介绍了病史，尤其是与本医疗措施相关的病史。

□ 紧急情况处置授权。本人明白除了医生告知的危险以外，医疗方案实施中有可能出现其他危险或者预想不到的情况，在此我也授权医师，在遇到预料之外的紧急、危险情况时，从考虑本人利益角度出发，按照医学常规予以处置。

请患者或其近亲属誊抄以下内容并签名：

工作人员已将以上事项告知本人，本人知悉并了解。基于上述声明，我（同意或不同意）实施该项治疗。

____

患者签名：____________________ 签名日期：____________________

如果患者无法签署同意书，请其授权的亲属在此签名：

患者授权亲属签名：__________ 与患者关系：__________ 签名日期：__________

第八章

眼科手术知情同意书范本

眼科病种多样，根据患者疾病种类、疾病分期、手术项目及手术效果的不同，视力预后也不尽相同。在施行手术前，术前沟通部分应做到以下几个方面：①患者及家属充分认识疾病情况；②充分认识施行手术的必要性；③充分认识其他的替代方案并做出选择；④选择的治疗方案可能存在的意外及并发症；⑤预防意外及并发症的相关手段；⑥出现不可抗性意外时的应对措施；⑦术后相关的护理及注意事项。本章将就眼科常用手术知情同意书进行详细讲解，并附谈话要点，各单位可根据自身情况进行修改并加以应用。

斜视手术知情同意书

住院号 / 门诊号：__________

患者姓名：__________性别：________年龄：________科室：__________床号：__________

一、病情诊断及拟实施医疗方案

1. 疾病诊断：

2. 拟实施的医疗方案：

3. 麻醉方式：

4. 拟实施医疗方案的目的及预期效果：

5. 拟实施医疗方案及其风险和注意事项：

（1）斜视是指两只眼的视轴不能保持平行状态，一只眼注视前方目标，另一只眼的视轴偏向其他方向。斜视的发病原因有两类：第一是神经支配因素，即支配眼球运动的神经出现异常或双眼融合功能控制眼球正位的功能下降；第二是机械因素，即解剖因素，包括眼外肌异常。在出生早期发生斜视，可能发生弱视、单眼抑制或异常视网膜对应。成人之后发生斜视，可能出现复视和混淆视；双眼视觉遭到不同程度的破坏，甚至完全丧失。斜视会对患者的外观带来不良影响，斜视矫正术的目的是恢复双眼视轴平行，改善患者的外观，消除复视干扰，争取恢复双眼视觉，争取建立立体视觉。斜视发病比较晚、病程比较短、眼外肌功能状态正常或比较好、双眼视觉功能破坏比较轻者，斜视矫正之后，手术治疗的效果比较好；斜视发病早（比如婴儿型内斜视）、病程比较长（比如成年人斜视），即使斜视得到矫正，双眼视觉也很难恢复正常，手术效果比较差。具体手术方式，根据患者斜视的类型不同，你的医生会精心安排，并且与你讨论具体内容。

（2）该治疗可能发生的医疗意外及并发症包括但不限于：

①任何手术麻醉都存在风险。

②任何所用药物都可能产生不良反应，包括轻度的恶心、皮疹等症状到严重的过敏性休克，甚至危及生命。

③儿童斜视手术是在全身麻醉的情况下进行的，术中无法观察眼位，患者对手术的反应，只能等到苏醒之后，才能了解到。手术之后，尽管绝大部分患者的斜视能够得到矫正，但是，仍然有少部分患者的斜视无法得到矫正，出现过矫或是欠矫（约 5%）。

④成年人斜视矫正手术，即使在手术台上获得满意的效果，手术后，少数患者可能

出现变化，出现过矫或欠矫。

⑤有些病例可能需要再次手术或多次手术治疗。

⑥有些手术近期能够达到理想的效果，有些病例需要比较长的时间，术后6周，甚至6个月之后，才能观察到远期的手术效果。术后眼位恢复和巩固的情况，取决于患者发病早晚、病程长短、双眼视觉的潜力、眼外肌的功能状态等因素。有些类型的斜视，远期手术效果很难预料。

⑦手术后复视。多数儿童为一过性复视，可以自然消失，个别病例需要对症处理。

⑧手术后异常头位不能完全矫正——必要时配戴眼镜。

⑨手术后双眼视觉恢复不满意。

⑩冲动性眼球震颤患者手术后，代偿头位不能完全矫正。

⑪特殊类型的斜视患者手术后不能改善眼球运动状态。

⑫术中可能发现眼眶内筋膜、肌肉发育异常或缺如，影响手术效果。

⑬手术后感染、结膜囊肿、缝线反应，要按时复诊，及时抗感染治疗和对症处理。

⑭极少数患者术中可能发生肌肉滑脱，术中及时找寻、复位，必要时再次手术。

⑮术中可能发生巩膜穿透，可用激光及时处理。

⑯极少数患者手术需要涉及的眼外肌比较多，可能出现眼前节缺血综合征。

⑰如有高血压、心脏病、糖尿病、肝肾功能不全、静脉血栓等疾病或者有吸烟史，以上这些风险可能会加大，或者在术中或术后出现相关的病情加重或心脑血管意外，甚至死亡。

⑱术后如不遵医嘱，可能影响手术效果。

⑲其他不可预知情况：____

____

⑳根据患者个人的病情，还可能出现以下特殊并发症或风险：____________

____

6. 替代医疗方案及其风险和效果：__________________________________

____

二、医师声明

1. 根据患者的病情，患者需要进行上述诊断、治疗措施。该医疗措施是一种有效的诊断、治疗手段，一般来说是安全的，但由于该措施具有创伤性和风险性，因此我不能向患者保证手术效果。一旦发生上述风险或其他意外情况，我将从维护患者利益角度出发积极采取应对措施。

2. 我已经尽量以患者所能了解的方式，解释该手术的相关信息，特别是下列事项：

（1）实施该医疗措施的原因、目的、风险。

（2）并发症及可能处理方式。

（3）不实施该医疗措施可能发生的后果及其他可替代诊疗方式。

（4）如另有关于此医疗措施的相关说明资料，我已经交付患者。

3. 我已经给予患者充足时间，询问下列有关拟实施医疗措施的问题，并给予答复（如无请填写“无”）：

（1）

（2）

医师签名：　　　　　　　　　　　　　　　　　日期：　　　年　月　日

　　　　　　　　　　　　　　　　　　　　　　时间：　　　时　　分

三、患方声明

1. 医师已向我解释，并且我已经了解实施该医疗措施的必要性、步骤、风险、成功率等相关信息。

2. 医师已向我解释，并且我已经了解选择其他医疗措施的风险。

3. 医师已向我解释，并且我已经了解该医疗措施的风险和不实施该医疗措施的风险。

4. 针对我的情况，我能够向医师提出问题和疑虑，并已获得说明。

5. 我了解该医疗措施可能是目前最适当的选择，但其仍然存在风险且无法保证一定能够达到预期目的。

6. 我已经向医师如实告知了病史，尤其是与本医疗措施有关的病史。

7. 紧急情况处置授权。本人明白除了医生告知的风险以外，医疗方案实施中有可能出现其他危险或者预想不到的情况，在此我也授权医师，在遇到预料之外的紧急、危险情况时，从考虑本人利益角度出发，按照医学常规予以处置。

请患者或其近亲属誊抄以下内容并签名：

工作人员已将以上事项告知本人，本人知悉并了解。基于上述声明，我（同意或不同意）实施该项手术。

立知情同意书人签名：　　　　　　　　　　与患者关系：

住址：　　　　　　　　　　　　　　　　　日期：　　　年　月　日

电话：　　　　　　　　　　　　　　　　　时间：　　　时　　分

附注

一、立知情同意书人为患者本人；在患者授权他人代为知情同意时，为代理人；患者不具有完全民事行为能力时，为监护人；其他情况下为患者近亲属（无近亲属的为其关系人）。

二、立知情同意书人非患者本人的，“与患者关系”一项应填写与患者的关系，且需附有效证件号码、身份关系证明材料、授权文件。

三、当患方拒绝签字时，见证内容为“医师已向患方履行了有关的告知义务，患方拒绝签字”。如无见证人可以不填写。

谈话要点

1. 疾病诊断，拟行手术方式，告知2种及以上可选方案，由患者自行选择。

2. 手术目的在于恢复双眼视轴平行，改善患者的外观，消除复视干扰，争取恢复双眼视觉，建立立体视觉。

3. 手术告知：详见手术同意书。

重点告知：

（1）斜视手术是一种整形手术，手术的目的是矫正斜视外观，与视力无关，术后不提高视力。

（2）术前若有歪头等异常头位，术后头位改善不明显。

（3）术中牵拉肌肉有发生眼心反射，恶心、呕吐可能。

（4）术中、术后出血的可能。

（5）术后过矫、欠矫、复发的可能，需二次手术的可能。

（6）术后复视的可能。

（7）双眼视功能不能恢复的可能。

（8）其他并发症及我们会采取的防范及治疗措施。

（9）该手术是美容类手术，属于自费项目。

4. 患者术前、术后的积极配合是手术成功的重要部分。

（1）术前：

①树立战胜疾病的信心，积极与医护人员配合，争取良好的治疗效果。

②入院后不隐瞒病史，主动告知医生和护士眼部和全身病史、药物过敏史和治疗史，积极控制血压、血糖等。

③手术前双眼点用广谱抗生素眼液3天或术前频点。

（2）术后：

①出院后遵医嘱定期复查，部分患者术后需要进行弱视训练及双眼视的训练，以促进立体视的恢复。

②如有术眼出血、眼痛、视力下降等应及时联系医护人员或及时至医院就诊。

③局部使用抗生素眼液或眼膏预防感染，注意眼部卫生及点眼前后手部卫生。

④避免眼睛过度的疲劳，避免过度用眼，注意休息。

⑤忌烟酒和辛辣刺激食物，进食应清淡，保持大便通畅。

⑥如有基础性疾病，如高血压、糖尿病，应继续控制血压、血糖，以免因其他疾病影响术眼的康复。

泪道手术知情同意书

住院号/门诊号：__________

患者姓名：__________性别：________年龄：________科室：__________床号：__________

一、病情诊断及拟实施医疗方案

1. 疾病诊断：

2. 拟实施的医疗方案：

3. 麻醉方式：

4. 拟实施医疗方案的目的及预期效果：

5. 拟实施医疗方案及其风险和注意事项：

（1）每个人都有产生泪液的组织（包括泪腺、副泪腺等）和排出泪液的泪道（包括泪小点、泪小管、泪总管、泪囊和鼻泪管）。在一般情况下分泌的泪液，一部分蒸发，另一部分通过泪道流入鼻腔，所以感觉不到流泪的症状。但是，炎症、外伤、先天性解剖或者肿瘤等异常等因素可造成泪道狭窄、阻塞等异常，泪液的排出就会有障碍，于是就会出现溢泪。特别是在伴有感染的情况下，更会出现眼部流脓，甚至局部红肿、疼痛、破溃等。出现这些情况时，药物治疗往往效果很差，甚至无效，更有效的治疗方式是利用手术恢复泪道的引流功能。根据病情的不同，手术的方式有多种，医生会在和您充分沟通的情况下，为您选择合适的手术方式。

（2）手术治疗可能发生的医疗意外及并发症包括但不限于：

①尽管大部分泪道阻塞或狭窄是可以在术后再通的，但仍有部分患者术后泪道无法再通。

②有一些病例可能需要多次手术治疗，且费用自理。

③手术最终达到的效果可能需要数月或更长时间才能得出结论。如有些患者术后泪道很快就能够通畅，炎症随即消退，但有些患者则需要较长时间才能控制炎症。

④手术后可能有暂时性局部肿胀及瘀青、鼻腔渗血等，可能留下永久性局部瘢痕畸形等。

⑤人工泪管或支架可能需要取出，取出后，阻塞或狭窄可能复发，再次出现流泪、溢脓等不适症状。

⑥可能有较小的概率发生感染或者出血。这些情况可能需要后续治疗，且费用自理。

⑦可能有较小的概率发生假性通道，需要重新手术。

⑧可能有较小的概率发生泪管脱落及相关不适，可能需要重新手术，且费用自理。

⑨手术后在一定时期内需要定期冲洗泪道，避免分泌物堵塞管道。

⑩部分患者术后检查时虽然泪道通畅，但仍然存在溢泪或有黏（脓）性分泌物的症状。

⑪泪道疾病与鼻部情况密切相关，治疗过程中可能需要请耳鼻喉科协助诊断及治疗。

⑫如果根据病情需要摘除泪囊，术后可能出现终身溢泪。

⑬其他不可预知情况：____

____

⑭根据患者病情，可能存在以下特殊并发症或风险：______________________

____

6. 替代医疗方案及其风险和效果：________________________________

____

二、医师声明

1. 根据患者的病情，患者需要进行上述诊断、治疗措施。该措施是一种有效的诊断、治疗手段，一般来说是安全的，但由于该措施具有创伤性和风险性，因此我不能向患者保证手术效果。一旦发生上述风险或其他意外情况，我将从维护患者利益角度出发积极采取应对措施。

2. 我已经尽量以患者所能了解的方式，解释该医疗措施的相关信息，特别是下列事项：

（1）实施该医疗措施的原因、目的、风险。

（2）并发症及可能处理方式。

（3）不实施该医疗措施可能发生的后果及其他可替代诊疗方式。

（4）如另有关于此医疗措施的相关说明资料，我已经交付患者。

3. 我已经给予患者充足时间，询问下列有关拟实施医疗措施的问题，并给予答复（如无请填写“无”）：

（1）

（2）

医师签名：　　　　　　　　　　　　　　　　日期：　　　年　　月　　日

　　　　　　　　　　　　　　　　　　　　　时间：　　　　时　　　　分

三、患方声明

1. 医师已向我解释，并且我已经了解实施该医疗措施的必要性、步骤、风险、成功率等相关信息。

2. 医师已向我解释，并且我已经了解选择其他医疗措施的风险。

3. 医师已向我解释，并且我已经了解该医疗措施的风险和不实施该医疗措施的风险。

4. 针对我的情况，我能够向医师提出问题和疑虑，并已获得说明。

5. 我了解该医疗措施可能是目前最适当的选择，但其仍然存在风险且无法保证一定能够达到预期目的。

6. 我已经向医师如实告知了病史，尤其是与本医疗措施有关的病史。

7. 紧急情况处置授权。本人明白除了医生告知的风险以外，医疗方案实施中有可能出现其他危险或者预想不到的情况，在此我也授权医师，在遇到预料之外的紧急、危险情况时，从考虑本人利益角度出发，按照医学常规予以处置。

请患者或其近亲属誊抄以下内容并签名：

工作人员已将以上事项告知本人，本人知悉并了解。基于上述声明，我（同意或不同意）实施该项手术。

立知情同意书人签名：　　　　　　　　　　与患者关系：

住址：　　　　　　　　　　　　　　　　　日期：　　　年　月　日

电话：　　　　　　　　　　　　　　　　　时间：　　　时　　分

附注

一、立知情同意书人为患者本人；在患者授权他人代为知情同意时，为代理人；患者不具有完全民事行为能力时，为监护人；其他情况下为患者近亲属（无近亲属的为其关系人）。

二、立知情同意书人非患者本人的，“与患者关系”一项应填写与患者的关系，且需附有效证件号码、身份关系证明材料、授权文件。

三、当患方拒绝签字时，见证内容为“医师已向患方履行了有关的告知义务，患方拒绝签字”。如无见证人可以不填写。

谈话要点

1. 疾病诊断，拟行手术方式，告知 2 种及以上可选方案，由患者自行选择。

2. 手术目的在于恢复泪道解剖结构，去除炎症或异常组织。

3. 手术告知：详见手术同意书。

重点告知：

（1）麻醉风险：包括心脑血管意外。

（2）泪道手术为功能性手术，手术本身为解剖修复，功能能否恢复，影响因素众多，手术成功不代表症状改善。

（3）各种手术方式均不能达到百分之百成功率，有再次手术，甚至多次手术的可能。

（4）部分患者需要多次手术。

（5）术后感染可能。

（6）部分药物存在超说明书适应证使用可能，但都是形成专家共识的超适应证用药。

（7）部分药物及耗材未进入公费医疗，需要自费。

（8）部分耗材较昂贵，医疗保险报销后，仍需部分自费。

4. 患者术前、术后的积极配合是手术成功的重要部分。

（1）术前：

①泪道患者大多为长期、慢性患者，心理抚慰尤其重要。

②入院后不隐瞒病史，主动告知医生和护士眼部和全身病史、药物过敏史和治疗史，积极控制血压、血糖等。

③手术前双眼点用广谱抗生素眼液 3 天或术前频点。

（2）术后：

①泪道术后护理非常重要，嘱患者定期、长期复查。

②如有恶心、呕吐、眼红、眼痛、视力下降、植入物脱落等，应及时联系医护人员，及时至医院就诊。

③局部继续使用广谱抗生素眼液及滴鼻液治疗，注意局部卫生及用药前后手部卫生，根据所施术式，部分患者需要在医嘱建议的时间点复诊，并根据恢复情况取出泪道引流管。

④忌烟酒和辛辣刺激性食物，进食应清淡，保持大便通畅。

⑤如有基础性疾病，如高血压、糖尿病，应继续控制血压、血糖等，以免其他疾病影响术后康复。

角膜手术知情同意书

住院号 / 门诊号：__________

患者姓名：__________性别：________年龄：________科室：__________床号：__________

一、病情诊断及拟实施医疗方案

1. 疾病诊断：

2. 拟实施的医疗方案：

3. 麻醉方式：

4. 拟实施医疗方案的目的及预期效果：

5. 拟实施医疗方案及其风险和注意事项：

（1）角膜即人们常说的“黑眼珠”，实际上它是透明的，外伤、感染、先天异常、肿瘤等多种因素可致角膜混浊，外观及视力将受到影响。若角膜出现混浊，药物治疗大多无效，为了重新恢复视力，往往需要将混浊的角膜去除，这时就需要进行角膜移植手术。另外，角膜感染经药物治疗无效或角膜感染可能导致角膜穿孔或已经穿孔时，为控制感染或恢复眼球的完整性就必须进行角膜手术，否则眼球将因感染或眼内物脱出而丧失功能。

（2）该治疗可能发生的医疗意外及并发症包括但不限于：

①术中因患者情绪紧张，可能诱发心脑血管意外或加重原有疾病，如心脏病、糖尿病等恶化，以及可能诱发眼部血管意外导致失明——抢救。

②可能存在麻醉药过敏或中毒，出现麻醉意外及导致球后出血、视力下降甚至丧失，严重者可致休克，危及生命，手术可能因此终止或改期——抢救。

③术中驱逐性出血——更改术式及再次手术。

④术中损伤虹膜、晶状体——必要时同期晶状体摘除、前部玻璃体切割。

⑤继发青光眼、并发性白内障和视网膜脱离——再次甚至多次手术可能。

⑥原发供体衰竭——再次手术可能。

⑦术后发生排斥反应，致使移植失败——再次手术可能。

⑧术后角膜大散光影响视力——配镜或手术治疗。

⑨术后缝线脱落、伤口愈合不良、伤口裂开——再次手术缝合可能。

⑩感染，特别是眼内炎，可能导致永久性视力丧失——药物治疗或手术治疗。

⑪由于眼底情况未知，术后视力不确定——针对性治疗。

⑫治疗性角膜移植原发病不愈或复发——针对性治疗。

⑬其他不可预知情况：____

____

⑭根据患者病情，可能出现以下特殊并发症或风险：____________________

____

6. 替代医疗方案及其风险和效果：

二、医师声明

1. 根据患者的病情，患者需要进行上述诊断、治疗措施。该措施是一种有效的诊断、治疗手段，一般来说是安全的，但由于该措施具有创伤性和风险性，因此我不能向患者保证手术效果。一旦发生上述风险或其他意外情况，我将从维护患者利益角度出发积极采取应对措施。

2. 我已经尽量以患者所能了解的方式，解释该措施的相关信息，特别是下列事项：

（1）实施该措施的原因、目的、风险。

（2）并发症及可能处理方式。

（3）不实施该措施可能发生的后果及其他可替代诊疗方式。

（4）如另有关于此措施的相关说明资料，我已经交付患者。

3. 我已经给予患者充足时间，询问下列有关拟实施医疗措施的问题，并给予答复（如无请填写“无”）：

（1）

（2）

医师签名：　　　　　　　　　　　　　　　　日期：　　年　月　日

　　　　　　　　　　　　　　　　　　　　　时间：　　时　　分

三、患方声明

1. 医师已向我解释，并且我已经了解实施该医疗措施的必要性、步骤、风险、成功率等相关信息。

2. 医师已向我解释，并且我已经了解选择其他医疗措施的风险。

3. 医师已向我解释，并且我已经了解该医疗措施的风险和不实施该医疗措施的风险。

4. 针对我的情况，我能够向医师提出问题和疑虑，并已获得说明。

5. 我了解该医疗措施可能是目前最适当的选择，但其仍然存在风险且无法保证一定能够达到预期目的。

6. 我已经向医师如实告知了病史，尤其是与本医疗措施有关的病史。

7. 紧急情况处置授权。本人明白除了医生告知的风险以外，医疗方案实施中有可能出现其他危险或者预想不到的情况，在此我也授权医师，在遇到预料之外的紧急、危险情况时，从考虑本人利益角度出发，按照医学常规予以处置。

请患者或其近亲属誊抄以下内容并签名：

工作人员已将以上事项告知本人，本人知悉并了解。基于上述声明，我（同意或不同意）实施该项手术。

立知情同意书人签名：　　　　　　　　　　与患者关系：

住址：　　　　　　　　　　　　　　　　　日期：　　年　月　日

电话：　　　　　　　　　　　　　　　　　时间：　　时　　分

附注

一、立知情同意书人为患者本人；在患者授权他人代为知情同意时，为代理人；患者不具有完全民事行为能力时，为监护人；其他情况下为患者近亲属（无近亲属的为其关系人）。

二、立知情同意书人非患者本人的，“与患者关系”一项应填写与患者的关系，且需附有效证件号码、身份关系证明材料、授权文件。

三、当患方拒绝签字时，见证内容为“医师已向患方履行了有关的告知义务，患方拒绝签字”。如无见证人可以不填写。

谈话要点

1. 疾病诊断，拟行手术方式，告知 2 种及以上可选方案，由患者自行选择。

2. 手术目的在于尽力恢复角膜的光学特性，恢复部分视力，避免失明风险。

3. 手术告知：详见手术同意书。

重点告知：

（1）麻醉风险：包括心脑血管意外。

（2）角膜不可再生，一切的医疗方案均是尽最大努力恢复角膜功能，但不可能完全恢复。

（3）术后视力难以估计。

（4）术后排斥反应：角膜排斥反应这个世界难题至今没有被攻破，各种不明原因出现的排斥反应均有可能出现，需患者与医生一起共同克服。一旦出现不可逆转的排斥反应，有再次手术，甚至多次手术的可能。

（5）术后感染可能。

（6）角膜手术本身有自己的局限性，有手术失败的可能，严重者可能需要摘除眼球，以避免感染扩散。

（7）部分药品及高值耗材属于自费项目，如角膜材料费、角膜移植术后抗排斥药物（他克莫司眼液）等，需要患者自费使用。

（8）手术后需要长期用药长期随访。

（9）因治疗时间长，患者可能出现的心理问题和经济问题，需提前打好预防针。

4. 患者术前、术后的积极配合是手术成功的重要部分。

（1）术前：

①树立战胜疾病的信心，积极与医护人员合作，争取良好的治疗效果。

②入院后不隐瞒病史，主动告知医生和护士眼部和全身病史、药物过敏史和治疗史，积极控制血压、血糖等。

③手术前双眼点用光谱抗生素眼液 3 天或术前频点。

（2）术后：

①出院后遵医嘱定期复查。

②如有恶心、呕吐、眼红、眼痛、视力下降等，应及时联系医护人员，及时至医院就诊。

③局部继续使用广谱抗生素眼液、抗排斥类药物及其他对症的药物治疗，注意局部卫生及用药前后手部卫生。

④忌烟酒和辛辣刺激性食物，进食应清淡，保持大便通畅。

⑤如有基础性疾病，如高血压、糖尿病，应继续控制血压、血糖等，以免其他疾病影响眼睛的康复。

准分子激光治疗知情同意书

住院号 / 门诊号：__________

患者姓名：__________性别：________年龄：________科室：__________床号：__________

一、病情诊断及拟实施医疗方案

1. 疾病诊断：

2. 拟实施的医疗方案：

3. 麻醉方式：

4. 拟实施医疗方案的目的及预期效果：

5. 拟实施医疗方案及其风险和注意事项：

（1）准分子激光角膜屈光手术是目前比较成熟有效的治疗屈光不正的方式，它通过准分子激光精确切削角膜组织改变角膜屈光性质，进而改变全眼球屈光状态的办法使患者术后减少对眼镜的依赖，而不是从根本上治疗屈光不正的病因，因此近视、远视、散光的度数必须稳定 1 ～ 2 年后才适合接受手术。18 岁以下的青少年由于眼球发育尚不成熟，一般不适宜接受手术。

（2）该治疗可能发生的医疗意外及并发症包括但不限于：

①术后可能出现眼部疼痛、异物感，多在 48 小时内缓解恢复。

②术后视物有光晕感、眩光、视物对比度降低，大多数情况随时间会逐渐改善。

③术后暂时性视力下降、双眼视物不平衡，依据个人情况不同，大多数在 1 个月左右视力完全恢复。

④极少数情况下会出现角膜混浊、瘢痕，特别是在不规律用药的情况下。请严格按照医生指导规律用药。

⑤屈光手术与其他手术一样存在感染的可能，如遇严重感染，有严重影响视力的可能。

⑥极少数患者可能出现矫正不足、过矫或回退，术后仍需要配戴低度数眼镜矫正；或者眼部条件许可情况下，经慎重评估后择期再次手术。

⑦术后用药过程中出现激素性青光眼，大多数情况下停用激素性药物，眼压即可恢复正常，不遗留永久损害，必要时需加用降眼压药物控制病情。为尽量避免出现上述问

题，患者术后需要按医嘱定期复查、监测眼压。

⑧极少数情况下术后会出现角膜感染、穿孔。需依据不同情况积极抗炎、对症处理，必要时需要再次手术治疗。

⑨极少数情况下会出现激光切削区偏离中心，症状轻微者无须治疗，必要时需再次手术矫正。

⑩因各种原因（解剖因素、机械故障、医患配合等）导致手术中上皮瓣不能完成时，需暂缓手术，择期再次手术治疗。

⑪角膜屈光手术本身并不会导致圆锥角膜的发生，但因切削一定的角膜厚度可能使原有的临床前期病变提早发病。圆锥角膜是一种与遗传相关的角膜进行性变薄、扩张，导致视力下降的角膜病变，病因尚未明确，临床前期的圆锥角膜难以在术前确诊。病情严重者可能需要做角膜移植手术。

⑫因准分子激光手术只通过改变角膜曲率矫正屈光不正，手术对角膜之外的其他眼组织没有任何影响，不会导致但也并不能预防和治疗眼底病变，因此，术后仍需定期做眼底检查。

⑬其他不可预知情况。

⑭根据患者病情，可能出现以下特殊并发症或风险：______________________________

____

6. 替代医疗方案及其风险和效果：____

____

二、医师声明

1. 根据患者的病情，患者需要进行上述诊断、治疗措施。该措施是一种有效的诊断、治疗手段，一般来说是安全的，但由于该措施具有创伤性和风险性，因此我不能向患者保证手术效果。一旦发生上述风险或其他意外情况，我将从维护患者利益角度出发积极采取应对措施。

2. 我已经尽量以患者所能了解的方式，解释该措施的相关信息，特别是下列事项：

（1）实施该措施的原因、目的、风险。

（2）并发症及可能处理方式。

（3）不实施该措施可能发生的后果及其他可替代诊疗方式。

（4）如另有关于此措施的相关说明资料，我已经交付患者。

3. 我已经给予患者充足时间，询问下列有关拟实施医疗措施的问题，并给予答复（如无请填写“无”）：

（1）

（2）

医师签名： 日期： 年 月 日

时间： 时 分

三、患方声明

1. 医师已向我解释，并且我已经了解实施该医疗措施的必要性、步骤、风险、成功率等相关信息。

2. 医师已向我解释，并且我已经了解选择其他医疗措施的风险。

3. 医师已向我解释，并且我已经了解该医疗措施的风险和不实施该医疗措施的风险。

4. 针对我的情况，我能够向医师提出问题和疑虑，并已获得说明。

5. 我了解该医疗措施可能是目前最适当的选择，但其仍然存在风险且无法保证一定能够达到预期目的。

6. 我已经向医师如实告知了病史，尤其是与本医疗措施有关的病史。

7. 紧急情况处置授权。本人明白除了医生告知的风险以外，医疗方案实施中有可能出现其他危险或者预想不到的情况，在此我也授权医师，在遇到预料之外的紧急、危险情况时，从考虑本人利益角度出发，按照医学常规予以处置。

请患者或其近亲属誊抄以下内容并签名：

工作人员已将以上事项告知本人，本人知悉并了解。基于上述声明，我（同意或不同意）实施该项手术。

立知情同意书人签名： 与患者关系：

住址： 日期： 年 月 日

电话： 时间： 时 分

附注

一、立知情同意书人为患者本人；在患者授权他人代为知情同意时，为代理人；患者不具有完全民事行为能力时，为监护人；其他情况下为患者近亲属（无近亲属的为其关系人）。

二、立知情同意书人非患者本人的，“与患者关系”一项应填写与患者的关系，且需附有效证件号码、身份关系证明材料、授权文件。

三、当患方拒绝签字时，见证内容为“医师已向患方履行了有关的告知义务，患方拒绝签字”。如无见证人可以不填写。

谈话要点

1. 疾病诊断，拟行手术方式，告知 2 种及以上可选方案，由患者自行选择。

2. 手术目的在于摘掉眼镜，不能恢复眼球的正常结构，依然是近视眼的眼部结构改变，依然会出现近视眼的一系列并发症，是个治标不治本的手术。

3. 手术告知：详见手术同意书。

重点告知：

（1）近视手术可能过矫或者欠矫，术前检查及手术虽然发展得越来越精确，到仍不敢保证每个人均能达到最理想效果。

（2）小部分患者需要再次手术可能。

（3）术后感染可能。

（4）部分药物存在药物不良反应可能，比如激素类眼液，需要定期监测眼压变化，及时更换药物或加用降眼压药物。

（5）准分子激光手术为自费手术，医保无法报销，相应的药物及耗材均需要自费。

（6）手术并发症虽然罕见，但不代表没有，一旦出现，需配合医生积极进行治疗。

4. 患者术前、术后的积极配合是手术成功的重要部分。

（1）术前：

①树立战胜疾病的信心，积极与医护人员合作，争取良好的治疗效果。

②入院后不隐瞒病史，主动告知医生和护士眼部和全身病史、药物过敏史和治疗史，积极控制血压、血糖等。

③手术前双眼点用广谱抗生素眼液 3 天或术前频点。

（2）术后：

①术后 1 周注意眼部卫生，避免脏水入眼，避免揉戳眼部。

②术后的护理非常重要，不正确的用眼习惯，甚至过度用眼，有再次近视的可能。

③术前检查发现有视觉功能异常的患者，术后需进行一段时间的视觉功能训练，以达到最佳的治疗效果。

④出院后遵医嘱定期复查。

⑤如有恶心、呕吐、眼红、眼痛、视力下降等症状，应及时联系医护人员，及时至医院就诊。

⑥局部继续使用广谱抗生素眼液及其他对症的药物治疗，注意局部卫生及用药前后手部卫生。

⑦忌烟酒和辛辣刺激性食物，进食应清淡，保持大便通畅。

白内障手术知情同意书

住院号/门诊号：__________

患者姓名：__________性别：________年龄：________科室：__________床号：__________

一、病情诊断及拟实施医疗方案

1. 疾病诊断：

2. 拟实施的医疗方案：

3. 麻醉方式：

4. 拟实施医疗方案的目的及预期效果：

5. 拟实施医疗方案及其风险和注意事项：

（1）术中使用的晶体和粘弹剂的种类：

（2）该治疗可能发生的医疗意外及并发症包括但不限于：

①麻醉意外、眼心反射等致心跳呼吸骤停，甚至死亡，球后注射后出现一过性黑蒙或视力丧失。

②术中组织损伤与出血，严重时致手术终止，尤其是爆发性脉络膜上腔出血，致视力丧失。

③术后浅前房或前房积血，甚至需要再次手术。

④术后感染、眼内炎，可致失明。

⑤前房上皮化，影响视力恢复。

⑥术后青光眼发作或及继发性青光眼，需进一步治疗。

⑦术后角膜内皮失代偿、大疱性角膜病变，致术眼疼痛并影响视力，严重时需行角膜移植手术。

⑧术后葡萄膜炎反应。

⑨术后黄斑囊样水肿，甚至视网膜脱离。

⑩术后屈光异常，影响视力恢复，需激光治疗或再次手术。

⑪术后术眼处于老视（老花眼）状态，看近、看远不能很好兼顾。

⑫术后晶体后囊混浊，影响视力恢复，需激光手术或再次手术。

⑬术后人工晶体脱位，需再次手术。

⑭半脱位晶体需行囊内摘除，如晶体碎块有可能掉入玻璃体，需行玻璃体切割手术。

⑮无后囊膜或后囊破裂，晶体皮质不能完全清除，甚至人工晶体无法植入，或掉入玻璃体需要行玻璃体手术，半年后才能行二期植入人工晶体。

⑯其他不可预知情况：____

____

⑰根据患者病情，可能出现以下特殊并发症或风险：________________

____

6. 替代医疗方案及其风险和效果：______________________________

____

二、医师声明

1. 根据患者的病情，患者需要进行上述诊断、治疗措施。该措施是一种有效的诊断、治疗手段，一般来说是安全的，但由于该措施具有创伤性和风险性，因此我不能向患者保证手术效果。一旦发生上述风险或其他意外情况，我将从维护患者利益角度出发积极采取应对措施。

2. 我已经尽量以患者所能了解的方式，解释该措施的相关信息，特别是下列事项：

（1）实施该措施的原因、目的、风险。

（2）并发症及可能处理方式。

（3）不实施该措施可能发生的后果及其他可替代诊疗方式。

（4）如另有关于此措施的相关说明资料，我已经交付患者。

3. 我已经给予患者充足时间，询问下列有关拟实施医疗措施的问题，并给予答复（如无请填写“无”）：

（1）

（2）

医师签名：　　　　　　　　　　　　　　日期：　　年　月　日

　　　　　　　　　　　　　　　　　　　时间：　　时　　分

三、患方声明

1. 医师已向我解释，并且我已经了解实施该医疗措施的必要性、步骤、风险、成功率等相关信息。

2. 医师已向我解释，并且我已经了解选择其他医疗措施的风险。

3. 医师已向我解释，并且我已经了解该医疗措施的风险和不实施该医疗措施的风险。

4. 针对我的情况，我能够向医师提出问题和疑虑，并已获得说明。

5. 我了解该医疗措施可能是目前最适当的选择，但其仍然存在风险且无法保证一定能够达到预期目的。

6. 我已经向医师如实告知了病史，尤其是与本医疗措施有关的病史。

7. 紧急情况处置授权。本人明白除了医生告知的风险以外，医疗方案实施中有可能出现其他危险或者预想不到的情况，在此我也授权医师，在遇到预料之外的紧急、危险情况时，从考虑本人利益角度出发，按照医学常规予以处置。

请患者或其近亲属誊抄以下内容并签名：

工作人员已将以上事项告知本人，本人知悉并了解。基于上述声明，我（同意或不同意）实施该项手术。

立知情同意书人签名：　　　　　　　　　　与患者关系：

住址：　　　　　　　　　　　　　　　　　日期：　　年　月　日

电话：　　　　　　　　　　　　　　　　　时间：　　时　　分

附注

一、立知情同意书人为患者本人；在患者授权他人代为知情同意时，为代理人；患者不具有完全民事行为能力时，为监护人；其他情况下为患者近亲属（无近亲属的为其关系人）。

二、立知情同意书人非患者本人的，“与患者关系”一项应填写与患者的关系，且需附有效证件号码、身份关系证明材料、授权文件。

三、当患方拒绝签字时，见证内容为“医师已向患方履行了有关的告知义务，患方拒绝签字”。如无见证人可以不填写。

谈话要点

1. 疾病诊断，拟行手术方式，告知 2 种及以上可选方案，由患者自行选择。

2. 手术目的在于摘除混浊的晶状体，植入人工晶体，提高视力或者给眼底检查和治疗提供先决条件。

3. 手术告知：详见手术同意书。

重点告知：

（1）各种手术都有发生感染的可能性，需要药物甚至手术治疗，可能导致视力丧失，甚至需行眼球摘除。

（2）白内障手术相当于给照相机置换镜头，如患者眼底及视神经正常，视力可以得到提高，但若患者已经存在青光眼、眼底病或视神经病变，则相当于照相机的底片或导线有问题，术后视力可能无改善或改善不明显。

（3）术后数月或数年可能发生后发性白内障，如影响视力需行激光或手术治疗恢复视力。

（4）术中有发生后囊膜破裂的可能性，造成人工晶体不能植入或需要性前段或后段玻璃体切割手术，则需二次手术植入人工晶体。

（5）术后可能存在屈光不正或散光，需验光戴镜矫正。如选用单焦点人工晶体，术后视近需要配戴老花眼镜。

（6）手术植入的人工晶体属高值耗材，因价位不同可能产生部分自费，请根据自身需要选择适合自己的人工晶体，术后视力与选用的人工晶体价位无关，高端晶体仍然存在同样的手术风险，并不能绝对避免并发症的发生。

（7）白内障的程度不同、患者的眼部情况及全身情况的差异，均会影响手术难度及术后恢复，需做特殊交代，尽量在术前压低患者的期望值。

3. 患者术前、术后的积极配合是手术成功的重要部分。

（1）术前：

①树立战胜疾病的信心，积极与医护人员配合，争取良好的治疗效果。

②入院后不隐瞒病史，主动告知医生和护士眼部和全身病史、药物过敏史和治疗史，积极控制血压、血糖等。

③手术前双眼点用广谱抗生素眼液 3 天或术前频点。

（2）术后：

①出院后遵医嘱定期复查。

②如有术眼发红、胀痛、头痛、恶心、呕吐或术后突然视力下降等应及时联系医护人员或及时至医院就诊。

③局部使用抗生素和抗炎药物预防感染，注意眼部卫生及点眼前后手部卫生。

④避免碰伤术眼，避免过度疲劳用眼，注意休息。

⑤忌烟酒和辛辣刺激食物，进食应清淡，保持大便通畅。

⑥如有基础性疾病，如高血压、糖尿病等，应继续控制血压、血糖等，以免因其他疾病影响术眼的康复。

青光眼手术知情同意书

住院号 / 门诊号：__________

患者姓名：__________性别：________年龄：________科室：__________床号：__________

一、病情诊断及拟实施医疗方案

1. 疾病诊断：

2. 拟实施的医疗方案：

3. 麻醉方式：

4. 拟实施医疗方案的目的及预期效果：

5. 拟实施医疗方案及其风险和注意事项：

（1）青光眼是一个统称，实际上包含着原发性、继发性和先天性等具体类型、原因和表现各不相同的多种青光眼，属于致盲性眼病。一般中老年人中所谓“青光眼”多为原发性青光眼，其临床特点如下：双眼发病，终生进展，组织和功能损害不可逆转。不同患者表现不一，但本质相似，共同特征和危害在于眼压升高和由此所致的视神经损害，其自然病程的最终结局是失明！青光眼一旦诊断，往往需要立即治疗。治疗的目的是有效和及时地控制升高的眼压，阻止视神经进一步损害。但目前各种治疗措施主要起到降低眼压的作用，已经发生的视神经损害无可挽回。治疗手段上，一般先采用药物或激光，效果不满意时再采取手术。手术方式虽有多种，但基本思路是：眼压升高的原因在于眼球内房水循环的原通路发生障碍，手术在于打开一条新通路。所以，手术的效果也仅是降低眼压，而无法从根本上“切除”青光眼。

手术预后与眼部或全身情况有关。术后观察和评价的直接内容是眼压是否成功控制，与视力是否恢复仅有间接关系。手术新通路希望能够长期维持，但机体修复过程中组织增殖和瘢痕可阻塞新通路，导致手术失败。瘢痕形成与个体差异及多种因素有关，全身方面例如具有瘢痕体质或倾向，眼部方面例如长期局部用药、慢性炎症、眼表组织肥厚和各种所谓“难治性青光眼”，包括：新生血管性青光眼、白内障术后人工晶体眼、玻璃体视网膜术后、外伤后、已有青光眼手术史和葡萄膜炎病史、相对年轻和具有先天性因素等其他疑难情况。所以，术后并非一劳永逸，而要定期复查，往往需要辅助其他补充措施，或追加药物治疗。

每位患者的具体病情不同，手术考虑有所不同，你的医生将会根据具体情况与你讨论具体的内容。

（2）该治疗可能发生的医疗意外及并发症包括但不限于：

①麻药过敏或中毒、球后麻醉发生球后出血、视力下降甚至丧失等麻醉意外，严重者可致休克，危及生命，手术可能因此改期。

②术中、术后因患者情绪紧张，诱发心脑血管意外或加重原有疾病，如心肌梗死、脑卒中、糖尿病酮中毒等，以及诱发眼部血管意外导致失明。

③青光眼的一些病理损害是不可逆的，故手术后视力不提高，甚至下降或丧失，晚期青光眼视力丧失的风险更大（所谓熄灭现象）。

④术后眼压控制不满意，需要药物治疗或再次手术，部分患者虽经多次手术仍不能控制。

⑤先天性青光眼预后差，发病越早角膜越大，手术越晚预后越差。

⑥术中、术后出血（前房、玻璃体、视网膜）控制不满意会严重影响手术效果，偶尔会发生驱逐性出血，后果将更严重，最后至失明和眼球萎缩。

⑦术后持续性低眼压，包括脉络膜脱离、伤口不愈合渗漏、浅前房，医生需要采取药物治疗措施，必要时还需手术治疗。

⑧感染、眼内炎，虽大部分经治疗能够好转，但仍有约 0.2% 的患者由于严重感染而导致失明。

⑨白内障的形成提前或形成加速。

⑩滤过泡漏、包裹、囊变，需要多次手术治疗。

⑪抗代谢药物可致局部或全身毒性反应，特别是角膜内皮损害或伤口延迟愈合，角膜上皮剥脱、角膜内皮失代偿。

⑫睫状体冷冻或光凝手术只为缓解症状，可出现术中、术后眼球疼痛，炎症反应，眼压控制不佳，往往需要多次手术。每次手术后均有可能因眼压过低导致眼球萎缩，甚至影响外观。

⑬术中可能根据情况改变术式。

⑭其他不可预知情况：____

____

⑮根据患者的病情，可能出现以下特殊并发症或风险：________________

____

6. 替代医疗方案及其风险和效果：______________________________

____

二、医师声明

1. 根据患者的病情，患者需要进行上述诊断、治疗措施。该措施是一种有效的诊断、治疗手段，一般来说是安全的，但由于该措施具有创伤性和风险性，因此我不能向患者保证措施的效果。一旦发生上述风险或其他意外情况，我将从维护患者利益角度出发积极采取应对措施。

2. 我已经尽量以患者所能了解的方式，解释该措施的相关信息，特别是下列事项：

（1）实施该措施的原因、目的、风险。

（2）并发症及可能处理方式。

（3）不实施该措施可能发生的后果及其他可替代诊疗方式。

（4）如另有关于此措施的相关说明资料，我已经交付患者。

3. 我已经给予患者充足时间，询问下列有关拟实施医疗措施的问题，并给予答复（如无请填写“无”）：

（1）

（2）

医师签名：　　　　　　　　　　　　　　日期：　　年　月　日

　　　　　　　　　　　　　　　　　　　　时间：　　时　　分

三、患方声明

1. 医师已向我解释，并且我已经了解实施该医疗措施的必要性、步骤、风险、成功率等相关信息。

2. 医师已向我解释，并且我已经了解选择其他医疗措施的风险。

3. 医师已向我解释，并且我已经了解该医疗措施的风险和不实施该医疗措施的风险。

4. 针对我的情况，我能够向医师提出问题和疑虑，并已获得说明。

5. 我了解该医疗措施可能是目前最适当的选择，但其仍然存在风险且无法保证一定能够达到预期目的。

6. 我已经向医师如实告知了病史，尤其是与本医疗措施有关的病史。

7. 紧急情况处置授权。本人明白除了医生告知的风险以外，医疗方案实施中有可能出现其他危险或者预想不到的情况，在此我也授权医师，在遇到预料之外的紧急、危险情况时，从考虑本人利益角度出发，按照医学常规予以处置。

请患者或其近亲属誊抄以下内容并签名：

工作人员已将以上事项告知本人，本人知悉并了解。基于上述声明，我（同意或不同意）实施该项手术。

立知情同意书人签名： 与患者关系：
住址： 日期： 年 月 日
电话： 时间： 时 分

附注

一、立知情同意书人为患者本人；在患者授权他人代为知情同意时，为代理人；患者不具有完全民事行为能力时，为监护人；其他情况下为患者近亲属（无近亲属的为其关系人）。

二、立知情同意书非患者本人的，“与患者关系”一项应填写与患者的关系，且需附有效证件号码、身份关系证明材料、授权文件。

三、当患方拒绝签字时，见证内容为“医师已向患方履行了有关的告知义务，患方拒绝签字”。如无见证人可以不填写。

谈话要点

1. 疾病诊断，拟行手术方式，告知2种及以上可选方案，由患者自行选择。

2. 手术目的在于控制眼压，阻止视神经进一步损害，延缓病情进展。

3. 手术告知：详见手术同意书。

重点告知：

（1）青光眼手术的目的主要是通过控制眼压阻止病情进一步恶化，挽救现有的视功能，对于晚期青光眼患者，由于视野损害程度已经非常严重，术后视功能难以改善，视力不能提高，手术中可因一过性高眼压造成视力丧失。

（2）对于滤过性手术，术后滤过泡瘢痕化是导致手术最终失败的重要原因，儿童、年轻人和瘢痕体质是术后瘢痕化的高危因素。

（3）前房过浅是术后发生恶性青光眼的高危因素，恶性青光眼是一种比原来疾病本身还严重的并发症，一旦发生，处理棘手，可能采取药物治疗或手术干预。

（4）术中、术后可能发生脉络膜上腔出血，虽然罕见，但一旦发生，则是灾难性的，即使处理及时，也可能造成最终失明。

（5）对于由于晶状体悬韧带松弛、不全或全脱位造成的继发性急性或慢性闭角型青光眼，手术摘除晶体是解决此类型青光眼的唯一方法，由于晶体或白内障的松脱程度不同，选择的手术方式就不同，这个通常需要医生在手术台上根据具体情况来决定。

（6）部分青光眼手术方式需要使用到一次性高值耗材，如引流阀、引流钉或其他微型青光眼植入物，微导管辅助的360°小梁切开术、小梁消融术、睫状体光凝或聚焦超声睫状体成形术等，多数目前为自费耗材。

（7）手术后短期内可能出现眼压的波动，术后眼压过高或过低均有可能，医生会根据具体情况采取药物或手术干预，也可能采取眼球按摩或包扎等治疗手段，请配合医生进行相应处理。

（8）青光眼术后如发生严重的并发症并且药物治疗无法改善时，如恶性青光眼、脉络膜爆发性出血、脉络膜脱离、伤口愈合不佳或滤过过强造成的低眼压以及滤过泡包裹或瘢痕造成滤过功能丧失、眼压再次失控等情况，均有可能再次手术，手术的具体方式依术后情况而定。

（9）青光眼是一种不可逆的致盲性眼病，因此，青光眼手术也非复明手术，即便术后眼压控制在理想的水平，也只能希望视神经及视功能损害不再进行，病情不再继续恶化，而术后视功能并不能恢复正常。

（10）青光眼是一种视神经疾病，手术的主要目的是控制眼压，而后期视功能康复是一个长期的过程，术后医生可能结合现代医学的研究成果采取营养神经、改善视神经血供等现代医学及中医中药的治疗手段，患者只有积极配合医生治疗随访，才能取得最佳的治疗效果。

4. 患者术前、术后的积极配合是手术成功的重要部分。

（1）术前：

①树立战胜疾病的信心，积极与医护人员配合，争取良好的治疗效果。

②入院后不隐瞒病史，主动告知医生和护士眼部和全身病史、药物过敏史和治疗史，积极控制血压、血糖等。

③手术前双眼点用广谱抗生素眼液3天或术前频点，遵医嘱使用降眼压药物。

（2）术后：

①出院后遵医嘱定期复查。

②如有术眼胀痛、头痛、恶心、呕吐、流泪，或术后突然视力下降等应及时联系医护人员或及时至医院就诊。

③局部使用抗生素和抗炎药物预防感染，注意眼部卫生及点眼前后手部卫生。

④术后早期避免按压和碰伤术眼，避免过度疲劳用眼，注意休息。

⑤如有基础性疾病，如高血压、糖尿病等，应继续控制血压、血糖等，以免因其他疾病影响术眼的康复。

玻璃体及视网膜手术知情同意书

住院号 / 门诊号：__________

患者姓名：__________ 性别：________ 年龄：________ 科室：__________ 床号：__________

一、病情诊断及拟实施医疗方案

1. 疾病诊断：

2. 拟实施的医疗方案：

3. 麻醉方式：

4. 拟实施医疗方案的目的及预期效果：

5. 拟实施医疗方案及其风险和注意事项：

（1）视网膜之于眼球就像胶片之于相机一样，“镜头”再高级，“胶片”出问题，仍然无法获得良好的视力。视网膜特殊的解剖结构决定了其容易出现裂孔、脱离、血管病变、炎症、肿瘤等病变，其中常见的裂孔性视网膜脱离、增殖性糖尿病视网膜病变，无法吸收的玻璃体积血等均需要手术治疗。手术旨在尽快恢复视网膜正常解剖结构，恢复正常视网膜血供。但视网膜细胞属于神经细胞，一旦细胞死亡，就不可再生，因此术后视力预后取决于残存细胞的数量及功能。医学上以视网膜解剖上复位为手术成功的标准，术后患者视力恢复情况却存在个体差异。

（2）该治疗和手术可能发生的医疗意外及并发症包括但不限于：

①麻药过敏或中毒、球后麻醉发生球后出血、视力下降甚至丧失等麻醉意外，严重者可致休克，危及生命。手术可能因此改期。

②术中、术后因患者情绪紧张，诱发心脑血管意外或加重原有疾病，如心肌梗死、脑卒中、糖尿病酮中毒等，以及诱发眼部血管意外导致失明。

③尽管绝大部分视网膜脱离是可以复位的，但仍有很少部分患者的视网膜脱离无法修复（约 5%）。

④有些病例可能需要多次手术治疗。

⑤手术最终达到的视力效果需要等候，有些患者术后很快就能够达到理想的视力，有些患者则需要较长时间才能达到最佳视力，术后视力恢复的情况取决于病变的时间、部位、范围、玻璃体混浊程度、是否存在萎缩变性等因素。手术前无法肯定地预测患者

术后视力，有些患者存在潜在的此次手术不可治疗的疾病（例如色素变性、青光眼、糖尿病视网膜病变等），此次手术并不能阻止这部分患者本身的疾病发展。

⑥可能有较小的概率发生晶体混浊（白内障）、眼内压增高（青光眼）、感染或者眼内出血。这些情况都需要后续治疗，以上任何情况都有可能最终致盲。

⑦可能有较小的概率发生眼肌损伤，导致术后眼球运动障碍。

⑧手术后在一定时期内可能需要保持特殊体位。

⑨手术中采用的巩膜外加压物在术后可能出现位置不当、外露、排斥、感染等问题，严重时可能出现巩膜溶解甚至穿孔，必要时需要调整加压物位置或者取出加压物。

⑩使用膨胀气体、硅油填充者，可能术后发生多种并发症，如高眼压、继发性青光眼、白内障、角膜混浊、硅油乳化、视网膜再脱离等情况。

⑪取硅油后眼内可能仍残留硅油小滴。

⑫手术后可能造成屈光状态的变化，包括近视度数加深或散光等。

⑬极少数情况下会出现眼前节缺血综合征。

⑭其他不可预知情况：____

____

⑮根据患者病情，可能出现以下特殊并发症或风险：__________________

____

6. 替代医疗方案及其风险和效果：____________________________

____

二、医师声明

1. 根据患者的病情，患者需要进行上述诊断、治疗措施。该措施是一种有效的诊断、治疗手段，一般来说是安全的，但由于该措施具有创伤性和风险性，因此我不能向患者保证措施的效果。一旦发生上述风险或其他意外情况，我将从维护患者利益角度出发积极采取应对措施。

2. 我已经尽量以患者所能了解的方式，解释该措施的相关信息，特别是下列事项：

（1）实施该措施的原因、目的、风险。

（2）并发症及可能处理方式。

（3）不实施该措施可能发生的后果及其他可替代诊疗方式。

（4）如另有关于此措施的相关说明资料，我已经交付患者。

3. 我已经给予患者充足时间，询问下列有关拟实施医疗措施的问题，并给予答复（如无请填写“无”）：

（1）

（2）

医师签名：　　　　　　　　　　　　　　　　　　日期：　　　年　月　日
　　　　　　　　　　　　　　　　　　　　　　　时间：　　　时　　分

三、患方声明

1. 医师已向我解释，并且我已经了解实施该医疗措施的必要性、步骤、风险、成功率等相关信息。

2. 医师已向我解释，并且我已经了解选择其他医疗措施的风险。

3. 医师已向我解释，并且我已经了解该医疗措施的风险和不实施该医疗措施的风险。

4. 针对我的情况，我能够向医师提出问题和疑虑，并已获得说明。

5. 我了解该医疗措施可能是目前最适当的选择，但其仍然存在风险且无法保证一定能够达到预期目的。

6. 我已经向医师如实告知了病史，尤其是与本医疗措施有关的病史。

7. 紧急情况处置授权。本人明白除了医生告知的风险以外，医疗方案实施中有可能出现其他危险或者预想不到的情况，在此我也授权医师，在遇到预料之外的紧急、危险情况时，从考虑本人利益角度出发，按照医学常规予以处置。

请患者或其近亲属誊抄以下内容并签名：

工作人员已将以上事项告知本人，本人知悉并了解。基于上述声明，我（同意或不同意）实施该项手术。

立知情同意书人签名：　　　　　　　　　　　与患者关系：
住址：　　　　　　　　　　　　　　　　　　日期：　　　年　月　日
电话：　　　　　　　　　　　　　　　　　　时间：　　　时　　分

附注

一、立知情同意书人为患者本人；在患者授权他人代为知情同意时，为代理人；患者不具有完全民事行为能力时，为监护人；其他情况下为患者近亲属（无近亲属的为其关系人）。

二、立知情同意书人非患者本人的，“与患者关系”一项应填写与患者的关系，且需附有效证件号码、身份关系证明材料、授权文件。

三、当患方拒绝签字时，见证内容为“医师已向患方履行了有关的告知义务，患方拒绝签字”。如无见证人可以不填写。

谈话要点

1. 疾病诊断，拟行手术方式，告知 2 种及以上可选方案，由患者自行选择。

2. 手术目的在于尽量恢复视网膜形态结构。

3. 手术告知：详见手术同意书。

重点告知：

（1）麻醉的全身风险及局部风险：包括心脑血管意外、失明。

（2）术后视力难以估计：术后视力不增、下降或视物变形。

（3）再次手术可能：术后疾病反复，如视网膜再脱离，需再次手术。尽管医生采取了积极治疗措施，仍有很少部分患者的视网膜脱离无法修复（约 5%）。

（4）为保证视网膜恢复正常形态，许多玻璃体及视网膜疾病患者术中需要在玻璃体内注入一定的气体或者硅油，利用气体和硅油的表面张力来顶压视网膜，促进视网膜复位，术后需根据医嘱俯卧或侧卧休息。

（5）硅油填充后一般在视网膜修复后需要取出，医生会根据术后情况安排硅油取出时间，但也有部分病人病情严重终生不取硅油。硅油在眼内不会对患者身体造成危害。

（6）术后高眼压、继发性青光眼需对症处理，或转交青光眼医生处治疗。

（7）其他并发症及我们会采取的防范及治疗措施。

（8）玻璃体切除手术术中需要使用一次性高值手术耗材，比如玻切套包、硅油、重水、气体、激光光纤等，为自费项目，各地医保政策不同，自费比例不同，按实际情况讲述。

（9）如患者无法接受手术治疗，亦可选择保守治疗的方法，但存在玻璃体、视网膜病变加重，甚至出现患眼视力丧失、眼球萎缩及交感性眼炎严重影响另眼视力等严重后果可能。

4. 患者术前、术后的积极配合是手术成功的重要部分。

（1）术前：

①树立战胜疾病的信心，积极与医护人员合作，争取良好的治疗效果。

②入院后不隐瞒病史，主动告知医生和护士眼部和全身病史、药物过敏史和治疗史，

积极控制血压、血糖等全身疾病。

③手术前一餐应少食少饮，以防术中呕吐。

④对视网膜脱离患者，根据不同病情，术前遵医嘱采取相应的体位，原则上术前应使裂孔处于相对低位。

（2）术后：

①出院后遵医嘱定期复查。

②如有恶心、呕吐、剧烈头痛、眼痛、眼红、视力下降等，应及时联系医护人员，及时至医院就诊。

③眼内注入惰性气体者在气体吸收前避免乘飞机、潜水及到高原地区。

④局部或全身抗炎、止血、镇痛等治疗，保持伤口清洁、干燥，注意眼部卫生及点眼药前后手部卫生。

⑤忌烟酒和辛辣刺激性食物，进食应清淡，保持大便通畅。

⑥避免重体力劳动和剧烈运动。

⑦如有基础性疾病，如高血压、糖尿病等，继续控制血压、血糖等，以免全身疾病影响眼睛的康复。

⑧术后需遵医嘱保持一定的体位。

玻璃体腔注药术手术知情同意书

住院号 / 门诊号：__________

患者姓名：__________性别：________年龄：________科室：__________床号：__________

一、病情诊断及拟实施医疗方案

1. 疾病诊断：

2. 拟实施的医疗方案：

3. 麻醉方式：

4. 拟实施医疗方案的目的及预期效果：

5. 拟实施医疗方案及其风险和注意事项：

（1）玻璃体腔注射已经成为一种公认的眼科疾病治疗手段。玻璃体腔注射与其他给药途径相比，具有显著优越性，即药物作用目标针对性强，可以增加治疗效果，起效快，易达到治疗所需浓度，易操作，能够降低全身毒性反应。尽管文献报道玻璃体腔注射治疗取得一定疗效，但它仍然不是针对病因的治疗，有些患者病情较重或原发病未获控制而治疗效果不佳，有些患者治疗后也可能复发，需要重复治疗。

每位患者的具体病情不同，手术考虑有所不同，你的医生将会根据具体情况与你讨论具体的内容。

（2）该治疗可能发生的医疗意外及并发症包括但不限于：

①任何手术麻醉都存在风险；任何所用药物都可能产生不良反应，包括轻度的恶心、皮疹等症状到严重的过敏性休克，甚至危及生命。

②术中、术后因患者情绪紧张，诱发心脑血管意外或加重原有疾病，如心肌梗死、脑卒中、糖尿病酮中毒等，以及诱发眼部血管意外导致失明。

③高眼压、青光眼。

④白内障。

⑤球结膜下出血。

⑥角膜上皮损伤。

⑦术后炎症反应。

⑧假性前房积脓：激素结晶进入前房。

⑨无菌性玻璃体炎。

⑩眼内炎：文献报道，发生率为 0.87%。

⑪眼内出血。

⑫视网膜脱离。

⑬黄斑水肿病情不能控制。

⑭心脑血管意外。

⑮术中可能根据情况改变术式。

⑯术后需要按医生要求定期复查，必要时重复注射治疗。

⑰其他不可预知情况：____

____

⑱根据患者病情，可能出现以下特殊并发症或风险：______________

____

6. 替代医疗方案及其风险和效果：______________________________

____

二、医师声明

1. 根据患者的病情，患者需要进行上述诊断、治疗措施。该措施是一种有效的诊断、治疗手段，一般来说是安全的，但由于该措施具有创伤性和风险性，因此我不能向患者保证手术效果。一旦发生上述风险或其他意外情况，我将从维护患者利益角度出发积极采取应对措施。

2. 我已经尽量以患者所能了解的方式，解释该措施的相关信息，特别是下列事项：

（1）实施该措施的原因、目的、风险。

（2）并发症及可能处理方式。

（3）不实施该措施可能发生的后果及其他可替代诊疗方式。

（4）如另有关于此措施的相关说明资料，我已经交付患者。

3. 我已经给予患者充足时间，询问下列有关拟实施医疗措施的问题，并给予答复（如无请填写“无”）：

（1）

（2）

医师签名：　　　　　　　　　　　　　　　　日期：　　　年　　月　　日

　　　　　　　　　　　　　　　　　　　　　时间：　　　　时　　　分

三、患方声明

1. 医师已向我解释，并且我已经了解实施该医疗措施的必要性、步骤、风险、成功率等相关信息。

2. 医师已向我解释，并且我已经了解选择其他医疗措施的风险。

3. 医师已向我解释，并且我已经了解该医疗措施的风险和不实施该医疗措施的风险。

4. 针对我的情况，我能够向医师提出问题和疑虑，并已获得说明。

5. 我了解该医疗措施可能是目前最适当的选择，但其仍然存在风险且无法保证一定能够达到预期目的。

6. 我已经向医师如实告知了病史，尤其是与本医疗措施有关的病史。

7. 紧急情况处置授权。本人明白除了医生告知的风险以外，医疗方案实施中有可能出现其他危险或者预想不到的情况，在此我也授权医师，在遇到预料之外的紧急、危险情况时，从考虑本人利益角度出发，按照医学常规予以处置。

请患者或其近亲属誊抄以下内容并签名：

工作人员已将以上事项告知本人，本人知悉并了解。基于上述声明，我（同意或不同意）实施该项手术。

立知情同意书人签名：　　　　　　　　　　与患者关系：

住址：　　　　　　　　　　　　　　　　　日期：　　　年　月　日

电话：　　　　　　　　　　　　　　　　　时间：　　　时　　分

附注

一、立知情同意书人为患者本人；在患者授权他人代为知情同意时，为代理人；患者不具有完全民事行为能力时，为监护人；其他情况下为患者近亲属（无近亲属的为其关系人）。

二、立知情同意书人非患者本人的，“与患者关系”一项应填写与患者的关系，且需附有效证件号码、身份关系证明材料、授权文件。

三、当患方拒绝签字时，见证内容为“医师已向患方履行了有关的告知义务，患方拒绝签字”。如无见证人可以不填写。

谈话要点

1. 疾病诊断，拟行手术方式，告知 2 种及以上可选方案及药物，由患者自行选择。

2. 手术目的在于减轻黄斑水肿、恢复黄斑正常结构、阻止视网膜脉络膜新生血管生长、控制眼内炎症、控制肿瘤生长等。

3. 手术告知：详见手术同意书。

重点告知：

（1）麻醉风险：包括心脑血管意外。

（2）术后视力难以估计。

（3）一般大部分患者需要多次手术治疗。

（4）术后感染可能，概率小但存在。

（5）部分药物存在超说明书适应证使用可能，但都是形成专家共识的超适应证用药。如有超适应证用药须单独签署沟通记录。

（6）玻璃体腔注射的药物大多价格昂贵，部分药物未进入公费医疗，需要自费。

（7）如患者无法接受手术治疗，亦可选择保守治疗的方法，但存在玻璃体、视网膜病变加重，甚至出现患眼视力丧失、眼球萎缩及交感性眼炎严重影响另眼视力等严重后果可能。恶性肿瘤患者甚至出现肿瘤转移，危及生命。

4. 患者术前、术后的积极配合是手术成功的重要部分。

（1）术前：

①树立战胜疾病的信心，积极与医护人员合作，争取良好的治疗效果。

②入院后不隐瞒病史，主动告知医生和护士眼部和全身病史、药物过敏史和治疗史，积极控制血压、血糖等。

③手术前双眼点用广谱抗生素眼液 3 天或术前频点。

（2）术后：

①出院后遵医嘱眼部用药及定期复查。

②如有恶心、呕吐、剧烈头痛、眼痛、眼红、视力下降等，应及时联系医护人员，及时至医院就诊。

③局部继续使用广谱抗生素眼液治疗，注意眼部卫生及点眼药前后手部卫生。

④忌烟酒和辛辣刺激性食物，进食应清淡，保持大便通畅。

⑤如有基础性疾病，如高血压、糖尿病等，继续控制血压、血糖等，以免全身疾病影响眼睛的康复。

眼外伤手术知情同意书

住院号 / 门诊号：__________

患者姓名：__________性别：________年龄：________科室：__________床号：__________

一、病情诊断及拟实施医疗方案

1. 疾病诊断：

2. 拟实施的医疗方案：

3. 麻醉方式：

4. 拟实施医疗方案的目的及预期效果：

5. 拟实施医疗方案及其风险和注意事项：

（1）手术是治疗某些眼外伤疾病唯一有效的方法，如外伤性白内障、严重的玻璃体积血、眼内异物、视网膜脱离等，术后效果及视功能的恢复很大程度与自身条件有关。

（2）该治疗可能发生的医疗意外及并发症包括但不限于：

①任何手术麻醉都存在风险。

②任何所用药物都可能产生不良反应，包括轻度的恶心、皮疹等症状到严重的过敏性休克等，甚至危及生命。

③术后视力恢复不确定，它与外伤的时间、损伤的程度、多次手术以及有无术后并发症等因素相关，绝大部分需要二期手术，如外伤性白内障、玻璃体积血、视网膜脱离等。

④当发生角膜 / 巩膜裂伤时需要进行裂伤缝合以眼球重建，裂伤重者可能出现术后伤口对合不齐、组织缺损、角膜瘢痕、玻璃体视网膜嵌顿、视网膜脱离和术后眼肌运动障碍或复视等问题。

⑤泪小管裂伤会造成溢泪，缝合时可能由于伤情重，术中无法找到断端故无法进行缝合，亦有可能缝合术后仍然溢泪；眼睑裂伤严重者，可能会导致眼睑畸形及再次整形术。

⑥因外伤带来的组织充血，术中、术后有再次出血可能，控制不佳将直接影响手术效果，偶尔术中发生驱逐性出血，后果严重。

⑦外伤性眼内炎可能。外伤后感染，细菌毒力强，药物控制不佳，可能需要再次手

术，严重的眼内炎有眼球萎缩及导致失明可能。

⑧因外伤影响健眼，对侧眼有发生交感性眼炎可能。

⑨因存在的其他器官损伤，增加手术难度，手术可能因此终止或推迟进行。

⑩术中可能根据病情变化改变术式。

⑪其他不可预知情况：____

____

⑫根据患者病情，可能出现以下特殊并发症或风险：________________

____

6. 替代医疗方案及其风险和效果：____________________________

____

二、医师声明

1. 根据患者的病情，患者需要进行上述诊断、治疗措施。该措施是一种有效的诊断、治疗手段，一般来说是安全的，但由于该措施具有创伤性和风险性，因此我不能向患者保证措施的效果。一旦发生上述风险或其他意外情况，我将从维护患者利益角度出发积极采取应对措施。

2. 我已经尽量以患者所能了解的方式，解释该措施的相关信息，特别是下列事项：

（1）实施该措施的原因、目的、风险。

（2）并发症及可能处理方式。

（3）不实施该措施可能发生的后果及其他可替代诊疗方式。

（4）如另有关于此措施的相关说明资料，我已经交付患者。

3. 我已经给予患者充足时间，询问下列有关拟实施医疗措施的问题，并给予答复（如无请填写“无”）：

（1）

（2）

医师签名：　　　　　　　　　　　　　　　　日期：　　　年　月　日

　　　　　　　　　　　　　　　　　　　　　时间：　　　时　　分

三、患方声明

1. 医师已向我解释，并且我已经了解实施该医疗措施的必要性、步骤、风险、成功率等相关信息。

2. 医师已向我解释，并且我已经了解选择其他医疗措施的风险。

3. 医师已向我解释，并且我已经了解该医疗措施的风险和不实施该医疗措施的风险。

4. 针对我的情况，我能够向医师提出问题和疑虑，并已获得说明。

5. 我了解该医疗措施可能是目前最适当的选择，但其仍然存在风险且无法保证一定能够达到预期目的。

6. 我已经向医师如实告知了病史，尤其是与本医疗措施有关的病史。

7. 紧急情况处置授权。本人明白除了医生告知的风险以外，医疗方案实施中有可能出现其他危险或者预想不到的情况，在此我也授权医师，在遇到预料之外的紧急、危险情况时，从考虑本人利益角度出发，按照医学常规予以处置。

请患者或其近亲属誊抄以下内容并签名：

工作人员已将以上事项告知本人，本人知悉并了解。基于上述声明，我（同意或不同意）实施该项手术。

立知情同意书人签名：　　　　　　　　　　与患者关系：

住址：　　　　　　　　　　　　　　　　　　日期：　　年　月　日

电话：　　　　　　　　　　　　　　　　　　时间：　　时　　分

附注

一、立知情同意书人为患者本人；在患者授权他人代为知情同意时，为代理人；患者不具有完全民事行为能力时，为监护人；其他情况下为患者近亲属（无近亲属的为其关系人）。

二、立知情同意书人非患者本人的，“与患者关系”一项应填写与患者的关系，且需附有效证件号码、身份关系证明材料、授权文件。

三、当患方拒绝签字时，见证内容为“医师已向患方履行了有关的告知义务，患方拒绝签字”。如无见证人可以不填写。

谈话要点

1. 疾病诊断，拟行手术方式，告知 2 种及以上可选方案，由患者自行选择。

2. 手术目的在于尽量保留患者眼球，恢复眼球及其附属器解剖结构完整性，取出眼内异物，控制感染等。

3. 手术告知：详见手术同意书。

重点告知：

（1）麻醉的全身风险及局部风险：包括心脑血管意外、失明。

（2）术后视力难以估计。

（3）绝大多数外伤需分期进行多次手术。

（4）感染性眼内炎可能。外伤后感染，细菌毒力强，药物控制不佳，可能需要再次手术，严重的眼内炎有眼球萎缩及导致失明可能。

（5）因伤势过重或感染过重，眼球仍无法保留者需行眼球摘除。

（6）交感性眼炎可能。

（7）泪小管裂伤会造成溢泪，缝合时可能由于伤情重，术中无法找到断端故无法进行缝合，亦有可能缝合术后仍然溢泪；眼睑裂伤严重者，可能会导致眼睑畸形及再次整形术。

（8）术中需要使用一次性高值手术耗材及部分药品，为自费项目，比如玻切套包、硅油、重水、气体、激光光纤、钛板、泪道植入材料、万古霉素等。

（9）如患者无法接受手术治疗，亦可选择保守治疗的方法，但存在眼部病变加重，甚至出现视力丧失、眼球萎缩及交感性眼炎影响另眼视力等严重后果可能，外伤合并感染患者可能出现感染无法控制，累及颅内危及生命可能。

4. 患者术前、术后的积极配合是手术成功的重要部分。

（1）术前：

①树立战胜疾病的信心，积极与医护人员合作，争取良好的治疗效果。

②入院后主动不隐瞒病史，告知医生和护士眼部和全身病史、药物过敏史和治疗史。

（2）术后：

①出院后遵医嘱定期复查。

②如有恶心、呕吐、剧烈头痛、眼痛、眼红、视力下降等，应及时联系医护人员，及时至医院就诊。

③局部或全身抗炎、止血、镇痛等治疗，保持伤口清洁、干燥，注意眼部卫生及点眼药前后手部卫生。

④健眼出现红、痛、视力下降等不适，及时至医院就诊。

⑤忌烟酒和辛辣刺激性食物，进食应清淡，保持大便通畅。

⑥避免重体力劳动和剧烈运动。

⑦如有基础性疾病，如高血压、糖尿病等，继续控制血压、血糖等，以免其他疾病影响眼睛的康复。

⑧术后需遵医嘱保持一定的体位。

眼睑美容手术知情同意书

住院号 / 门诊号：__________

患者姓名：__________性别：________年龄：________科室：__________床号：__________

一、病情诊断及拟实施医疗方案

1. 疾病诊断：

2. 拟实施的医疗方案：

3. 麻醉方式：

4. 拟实施医疗方案的目的及预期效果：

5. 拟实施医疗方案及其风险和注意事项：

（1）眼睑可能因为发育、遗传、年龄、外伤等出现眼睑单睑、松弛、变形或者内外眦异常等影响美观，这些情况药物治疗通常无效，手术是最主要的改善外观手段之一。

（2）该治疗可能发生的医疗意外及并发症包括但不限于：

①任何手术麻醉都存在风险。

②任何所用药物都可能产生不良反应，包括轻度的恶心、皮疹等症状到严重的过敏性休克，甚至危及生命。

③术中、术后出血。

④术后瘢痕形成，影响外观。

⑤术后缝线脱落、伤口愈合不良、伤口裂开等，需要再次手术。

⑥术后感染，需要药物治疗或者再次手术。

⑦术后双眼不对称，影响外观，再次手术可能。

⑧虽然这次手术为美容手术，但是存在与医生审美观念不同而影响效果的可能。

⑨这次手术不能保证绝对的双眼对称，可能存在双眼细微差异可能。

⑩其他不可预知情况发生：____

____

⑪根据患者病情，可能出现以下特殊并发症或风险：__________________________

____

6. 替代医疗方案及其风险和效果：____

____

二、医师声明

1. 根据患者的病情，患者需要进行上述诊断、治疗措施。该措施是一种有效的诊断、治疗手段，一般来说是安全的，但由于该措施具有创伤性和风险性，因此我不能向患者保证手术效果。一旦发生上述风险或其他意外情况，我将从维护患者利益角度出发积极采取应对措施。

2. 我已经尽量以患者所能了解的方式，解释该措施的相关信息，特别是下列事项：

（1）实施该措施的原因、目的、风险。

（2）并发症及可能处理方式。

（3）不实施该措施可能发生的后果及其他可替代诊疗方式。

（4）如另有关于此措施的相关说明资料，我已经交付患者。

3. 我已经给予患者充足时间，询问下列有关拟实施医疗措施的问题，并给予答复（如无请填写“无”）：

（1）

（2）

医师签名：　　　　　　　　　　　　　　　　　　日期：　　　年　月　日

　　　　　　　　　　　　　　　　　　　　　　　时间：　　　时　　　分

三、患方声明

1. 医师已向我解释，并且我已经了解实施该医疗措施的必要性、步骤、风险、成功率等相关信息。

2. 医师已向我解释，并且我已经了解选择其他医疗措施的风险。

3. 医师已向我解释，并且我已经了解该医疗措施的风险和不实施该医疗措施的风险。

4. 针对我的情况，我能够向医师提出问题和疑虑，并已获得说明。

5. 我了解该医疗措施可能是目前最适当的选择，但其仍然存在风险且无法保证一定能够达到预期目的。

6. 我已经向医师如实告知了病史，尤其是与本医疗措施有关的病史。

7. 紧急情况处置授权。本人明白除了医生告知的风险以外，医疗方案实施中有可能出现其他危险或者预想不到的情况，在此我也授权医师，在遇到预料之外的紧急、危险情况时，从考虑本人利益角度出发，按照医学常规予以处置。

请患者或其近亲属誊抄以下内容并签名：

工作人员已将以上事项告知本人，本人知悉并了解。基于上述声明，我（同意或不同意）实施该项手术。

立知情同意书人签名：　　　　　　　　　　与患者关系：

住址：　　　　　　　　　　　　　　　　　日期：　　年　月　日

电话：　　　　　　　　　　　　　　　　　时间：　　时　　分

附注

一、立知情同意书人为患者本人；在患者授权他人代为知情同意时，为代理人；患者不具有完全民事行为能力时，为监护人；其他情况下为患者近亲属（无近亲属的为其关系人）。

二、立知情同意书人非患者本人的，“与患者关系”一项应填写与患者的关系，且需附有效证件号码、身份关系证明材料、授权文件。

三、当患方拒绝签字时，见证内容为“医师已向患方履行了有关的告知义务，患方拒绝签字”。如无见证人可以不填写。

谈话内容

1. 疾病诊断，拟行手术方式，告知 2 种及以上可选方案，由患者自行选择。

2. 手术目的在于改善外观。

3. 手术告知：详见手术同意书。

重点告知：

（1）麻醉的全身风险及局部风险：包括心脑血管意外、失明。

（2）眼睑美容手术的目的是使眼部这一面部重要的美学单位变得更美、更年轻，或是对畸形、受损的部分完成尽可能完美的形态与功能修复。但是，由于眼睑手术具有很强的个性化特点，并且常涉及复杂而精细的解剖结构，要做到“完美”常常很难。

（3）手术不能保证绝对的双眼对称，可能存在双眼细微差异可能。

（4）可能存在与医生审美观念的不同而影响效果。

（5）再次手术可能。

（6）整形手术需分期进行多次手术。

（7）术中可能需要使用一次性高值手术耗材为自费项目。

（8）眼部美容手术属于锦上添花的手术，而非必要手术，放弃手术不会产生不良影响，请患者结合自身需求慎重考虑。

4. 患者术前、术后的积极配合是手术成功的重要部分。

（1）术前：

①积极与医护人员合作，诉说美容需求，争取良好的治疗效果。

②入院后不隐瞒病史，主动告知医生和护士眼部和全身病史、是否瘢痕体质、药物过敏史和治疗史。

③术前不要化妆。

④女性要避开月经期。

（2）术后：

①遵医嘱定期复查、拆除手术缝线。

②保持伤口的干燥和清洁。

③建议术后第一天来医院就诊换药，早期观察伤口恢复情况，之后可以自行在家护理伤口，每日用棉棒蘸抗生素眼水清洁伤口，避免感染。

④术后 48 小时之内局部冰敷。这样既可以减少术后伤口的出血，还可以减轻术后伤口的肿胀与疼痛情况。需要注意的是，术后冰敷时，需用干净清洁的毛巾把冰袋包起来，避免弄湿伤口。

⑤患者饮食正常，但过分刺激的食物如过辣、饮酒和熬夜应该避免。

⑥如有不适及时到医院就诊。

上睑下垂矫正手术知情同意书

住院号 / 门诊号：__________

患者姓名：__________性别：________年龄：________科室：__________床号：__________

一、病情诊断及拟实施医疗方案

1. 疾病诊断：

2. 拟实施的医疗方案：

3. 麻醉方式：

4. 拟实施医疗方案的目的及预期效果：

5. 拟实施医疗方案及其风险和注意事项：

（1）上睑下垂手术的目的是通过提上睑肌缩短或折叠术、额肌腱膜瓣悬吊术、各种异体或者人工材料悬吊等方法改善下垂的眼睑，去除阻挡光学通路、影响正常视觉发育的因素，降低弱视的危险性，改善外观和解除异常头位，并有助于解决和消除心理障碍。

（2）该治疗可能发生的医疗意外及并发症包括但不限于：

①皮下浸润麻醉后可能发生过敏反应，甚至发生过敏性休克，需要积极抢救，终止手术。

②术中、术后因患者情绪紧张，可能诱发心脑血管意外或加重原有疾病，如心肌梗死、脑卒中、糖尿病酮中毒等，以及可能诱发眼部血管意外导致失明。

③术中牵拉肌肉导致眼心反射、心搏骤停，需要积极抢救。

④术中、术后可能出血，一般术后需要压迫包扎 24 ～ 48 小时，或药物止血。

⑤特殊类型患者术中发现提上睑肌或者额肌肌肉发育不良、缺如或萎缩，睑板发育不良，需采取对症处理；术中根据病情可能需要调整手术方案或者术中可能根据情况改变术式。

⑥术后感染、缝线反应，需要抗感染和对症处理。

⑦术后眼睑裂高度可能不对称、眼睑内翻倒睫、结膜脱垂等，必要时再次手术或修补。

⑧术后眼睑闭合不全，发生暴露性角膜炎，严重影响视力，甚至角膜受损严重，需要角膜移植——必须根据医嘱及复查情况每天睡前涂眼膏保护，对症处理。

⑨术后复发，需要再次手术，且费用自理。

⑩术后视力不增加，合并弱视患者需继续接受弱视治疗；双眼视力恢复仍然不满意。

⑪术后需要按医生要求定期复查。

⑫术后因为眼睑闭合困难，严重影响睡眠、心理活动，必要时需要请神经内科协助处理。

⑬其他不可预知情况：____

____

⑭根据患者病情，可能出现以下特殊并发症或风险：____________________

____

6. 替代医疗方案及其风险和效果：______________________________

____

二、医师声明

1. 根据患者的病情，患者需要进行上述诊断、治疗措施。该措施是一种有效的诊断、治疗手段，一般来说是安全的，但由于该措施具有创伤性和风险性，因此我不能向患者保证措施的效果。一旦发生上述风险或其他意外情况，我将从维护患者利益角度出发积极采取应对措施。

2. 我已经尽量以患者所能了解的方式，解释该措施的相关信息，特别是下列事项：

（1）实施该措施的原因、目的、风险。

（2）并发症及可能处理方式。

（3）不实施该措施可能发生的后果及其他可替代诊疗方式。

（4）如另有关于此措施的相关说明资料，我已经交付患者。

3. 我已经给予患者充足时间，询问下列有关拟实施医疗措施的问题，并给予答复（如无请填写“无”）：

（1）

（2）

医师签名：　　　　　　　　　　　　　　　　　　日期：　　　年　月　日

　　　　　　　　　　　　　　　　　　　　　　　时间：　　　时　　分

三、患方声明

1. 医师已向我解释，并且我已经了解实施该医疗措施的必要性、步骤、风险、成功率等相关信息。

2. 医师已向我解释，并且我已经了解选择其他医疗措施的风险。

3. 医师已向我解释，并且我已经了解该医疗措施的风险和不实施该医疗措施的风险。

4. 针对我的情况，我能够向医师提出问题和疑虑，并已获得说明。

5. 我了解该医疗措施可能是目前最适当的选择，但其仍然存在风险且无法保证一定能够达到预期目的。

6. 我已经向医师如实告知了病史，尤其是与本医疗措施有关的病史。

7. 紧急情况处置授权。本人明白除了医生告知的风险以外，医疗方案实施中有可能出现其他危险或者预想不到的情况，在此我也授权医师，在遇到预料之外的紧急、危险情况时，从考虑本人利益角度出发，按照医学常规予以处置。

请患者或其近亲属誊抄以下内容并签名：

工作人员已将以上事项告知本人，本人知悉并了解。基于上述声明，我（同意或不同意）实施该项手术。

立知情同意书人签名：　　　　　　　　与患者关系：

住址：　　　　　　　　　　　　　　　日期：　　年　月　日

电话：　　　　　　　　　　　　　　　时间：　　时　　分

附注

一、立知情同意书人为患者本人；在患者授权他人代为知情同意时，为代理人；患者不具有完全民事行为能力时，为监护人；其他情况下为患者近亲属（无近亲属的为其关系人）。

二、立知情同意书非患者本人的，“与患者关系”一项应填写与患者的关系，且需附有效证件号码、身份关系证明材料、授权文件。

三、当患方拒绝签字时，见证内容为“医师已向患方履行了有关的告知义务，患方拒绝签字”。如无见证人可以不填写。

谈话要点

1. 疾病诊断，拟行手术方式，告知 2 种及以上可选方案，由患者自行选择。

2. 手术目的在于改善外观或促进儿童视力发育。

3. 手术告知：详见手术同意书。

重点告知：

（1）麻醉的全身风险及局部风险：包括心脑血管意外、失明。

（2）上睑下垂矫正术能提起上睑，显露全部睑缘，同时能使睫毛上翘，眼裂高度增加，不但给人以清秀的美感，同时有利于情感的表达和明眸的显露，给人们带来好心情。上睑下垂矫正术后对于儿童尤其是弱视儿童有利于刺激视力发育及矫正弱视。

（3）但是由于眼睑手术具有很强的个性化特点，并且常涉及复杂而精细的解剖结构，要做到"完美"常常很难。

（4）术中根据病情可能需要调整手术方案或者术中可能根据情况改变术式。

（5）手术不能保证绝对的双眼对称。

（6）术后暴露性角膜炎可能：必须每天睡前涂眼膏保护或佩戴绷带镜，对症处理。

（7）再次手术可能：眼睑裂高度可能不对称明显、眼睑内翻倒睫、结膜脱垂、上睑下垂复发。

（8）术后双眼视觉恢复仍然不满意。

（9）术后合并弱视患者需继续接受弱视治疗。

（10）术后需要按医生要求定期复查，必要时需要拆除手术缝线。

（11）术中可能需要使用一次性高值手术耗材为自费项目，如患者无法接受手术治疗，亦可选择保守治疗的方法，但存在眼睑下垂不改善，甚至加重可能。对于儿童患者不能及时矫正的上睑下垂会导致严重的视力发育障碍。

4. 患者术前、术后的积极配合是手术成功的重要部分。

（1）术前：

①积极与医护人员合作，诉说治疗需求，争取良好的治疗效果。

②入院后不隐瞒病史，主动告知医生和护士眼部和全身病史、是否瘢痕体质、药物过敏史和治疗史。

③术前不要化妆。

④女性要避开月经期。

（2）术后：

①遵医嘱定期复查、拆除手术缝线。

②保持伤口的干燥和清洁。

③建议术后第一天来医院就诊换药，早期观察伤口恢复情况，之后可以自行在家护理伤口，每日用棉棒蘸抗生素眼水清洁伤口，避免感染。

④术后 48 小时之内局部冰敷。这样既可以减少术后伤口的出血，还可以减轻术后伤口的肿胀与疼痛情况。需要注意的是，术后冰敷时，需用干净清洁的毛巾把冰袋包起来，避免弄湿伤口。

⑤患者饮食正常，但过分刺激的食物如过辣、饮酒和熬夜应该避免。

⑥如有不适及时到医院就诊。

眼眶手术知情同意书

住院号 / 门诊号：________

患者姓名：________性别：________年龄：________科室：________床号：________

一、病情诊断及拟实施医疗方案

1. 疾病诊断：

2. 拟实施的医疗方案：

3. 麻醉方式：

4. 拟实施医疗方案的目的及预期效果：

5. 拟实施医疗方案及其风险和注意事项：

（1）眼眶手术的目的是通过手术治疗眼眶肿瘤、骨折、甲状腺相关眼病等眼眶疾病，从而到达去除病灶、恢复眼部视觉功能、改善外观的目的。采用眼眶手术的前提是保守治疗并不能取得更好的治疗效果。

（2）该治疗可能发生的医疗意外及并发症包括但不限于：

①麻醉意外，严重者呼吸心脏骤停甚至死亡可能，行球后阻滞麻醉有球后出血可能，须止血、延期、取消手术可能，术中眼心反射、心脏骤停甚至致死可能。

②心脑血管及呼吸系统意外：严重者危及生命可能。

③视力无改善，甚至下降、失明可能，视物变形可能。

④术中因病情特殊改行手术方式或手术停止可能。

⑤术中、术后出血，严重者危及生命。

⑥术后诊断以病理检查结果为准，根据病理检查结果术后可能还需要进一步放疗或化疗，病理检查直接决定患者预后，部分患者复发可能高，存在多次手术可能。

⑦术中、术后感染可能。

⑧术后眼睑闭合不全或者上睑下垂。

⑨术后根据具体情况可能增加或更改手术方式，如蔓延到视神经管或颅内者或由临近组织肿瘤蔓延至眼眶者，可能需要其他科室（如脑外科、耳鼻喉科）协同手术等。

⑩术后外观可能与预期不一致。

⑪术后肿瘤复发，需再次手术治疗。

⑫术后瘢痕影响外观。

⑬术后视力难以估计，视力丧失可能。

⑭术后斜视或者眼球无法转动，发生复视等可能。

⑮如术中见肿瘤蔓延严重，必要时可能于术中选择眼球摘除术或眶内容物剂除术，术后术眼视力丧失。

⑯术后感染、眼内炎发生可能，严重者视力丧失甚至摘除眼球可能。

⑰术后交感性眼炎影响健眼可能，严重者健眼丧失视力可能。

⑱因面部疖肿、结膜炎及血压、血糖异常等情况而取消延迟手术可能。

⑲其他少见意外：____

____

⑳其他不可预知情况：____

____

㉑根据患者病情，可能出现以下特殊并发症或风险：__________________

____

6. 替代医疗方案及其风险和效果：__________________________________

____

二、医师声明

1. 根据患者的病情，患者需要进行上述诊断、治疗措施。该措施是一种有效的诊断、治疗手段，一般来说是安全的，但由于该措施具有创伤性和风险性，因此我不能向患者保证手术效果。一旦发生上述风险或其他意外情况，我将从维护患者利益角度出发积极采取应对措施。

2. 我已经尽量以患者所能了解的方式，解释该措施的相关信息，特别是下列事项：

（1）实施该措施的原因、目的、风险。

（2）并发症及可能处理方式。

（3）不实施该措施可能发生的后果及其他可替代诊疗方式。

（4）如另有关于此措施的相关说明资料，我已经交付患者。

3. 我已经给予患者充足时间，询问下列有关拟实施医疗措施的问题，并给予答复（如无请填写“无”）：

（1）

（2）

医师签名：　　　　　　　　　　　　　　　　　　　　日期：　　　年　月　日
　　　　　　　　　　　　　　　　　　　　　　　　　时间：　　　时　　分

三、患方声明

1. 医师已向我解释，并且我已经了解实施该医疗措施的必要性、步骤、风险、成功率等相关信息。

2. 医师已向我解释，并且我已经了解选择其他医疗措施的风险。

3. 医师已向我解释，并且我已经了解该医疗措施的风险和不实施该医疗措施的风险。

4. 针对我的情况，我能够向医师提出问题和疑虑，并已获得说明。

5. 我了解该医疗措施可能是目前最适当的选择，但其仍然存在风险且无法保证一定能够达到预期目的。

6. 我已经向医师如实了解告知了病史，尤其是与本医疗措施有关的病史。

7. 紧急情况处置授权。本人明白除了医生告知的风险以外，医疗方案实施中有可能出现其他危险或者预想不到的情况，在此我也授权医师，在遇到预料之外的紧急、危险情况时，从考虑本人利益角度出发，按照医学常规予以处置。

请患者或其近亲属誊抄以下内容并签名：

工作人员已将以上事项告知本人，本人知悉并了解。基于上述声明，我（同意或不同意）实施该项手术。

立知情同意书人签名：　　　　　　　　　　　　　与患者关系：
住址：　　　　　　　　　　　　　　　　　　　　日期：　　　年　月　日
电话：　　　　　　　　　　　　　　　　　　　　时间：　　　时　　分

附注

一、立知情同意书人为患者本人；在患者授权他人代为知情同意时，为代理人；患者不具有完全民事行为能力时，为监护人；其他情况下为患者近亲属（无近亲属的为其关系人）。

二、立知情同意书人非患者本人的，“与患者关系”一项应填写与患者的关系，且需附有效证件号码、身份关系证明材料、授权文件。

三、当患方拒绝签字时，见证内容为“医师已向患方履行了有关的告知义务，患方拒绝签字”。如无见证人可以不填写。

谈话要点

1. 疾病诊断，拟行手术方式，告知2种及以上可选方案，由患者自行选择。

2. 手术目的在于通过手术治疗眼眶肿瘤、骨折、甲状腺相关眼病等眼眶疾病，从而到达去除病灶、恢复眼部视觉功能、改善外观的目的。

3. 手术告知：详见手术同意书。

重点告知：

（1）麻醉的全身风险及局部风险：包括心脑血管意外、失明。

（2）眼眶手术能去除病灶、恢复眼部视觉功能、改善外观。由于眼眶内空间狭小，重要组织结构密集，手术操作风险极大，常常在术后伴发较多并发症。但权衡利弊，手术仍然是不可或缺的选择。

（3）术中根据病情可能需要调整手术方案或者术中可能根据情况改变术式。

（4）手术不能保证绝对的成功。比如，肿瘤有可能部分残留、骨折后的凹陷不能完全矫正、双眼凸度可能欠矫等。

（5）再次手术可能：肿瘤有可能部分残留、骨折后的内固定材料移位、双眼凸度可能欠矫等，均可能再次手术。

（6）术后双眼视觉恢复不满意、斜视、复视，并长期不恢复可能。

（7）术后需要按医生要求定期复查，必要时需要拆除手术缝线。

（8）术中可能需要使用一次性高值手术耗材比如预成型钛网，为自费项目（金额：8000元左右，大写金额：捌仟元）左右。

（9）如患者无法接受手术治疗，亦可选择保守治疗的方法，但存在病情不改善，甚至加重可能。严重者甚至危及生命。

4. 患者术前、术后的积极配合是手术成功的重要部分。

（1）术前：

①积极与医护人员合作，诉说治疗需求，争取良好的治疗效果。

②入院后不隐瞒病史，主动告知医生和护士眼部和全身病史、是否瘢痕体质、药物过敏史和治疗史。

③术前避免感冒等呼吸系统疾病，为全麻手术做好准备。

④女性要避开月经期。

（2）术后：

①术后遵医嘱定期复查、拆除手术缝线。

②保持伤口的干燥和清洁。

③建议术后每天配合医护人员换药，早期观察伤口恢复情况。出院后可以自行在家护理伤口，每日眼部点眼药水，口服相应的出院所带药物，可用棉棒蘸抗生素眼水清洁伤口，避免感染。

④术后 48 小时之内局部冰敷。这样既可以减少术后伤口的出血，还可以减轻术后伤口的肿胀与疼痛情况。需要注意的是，术后冰敷时，需用干净清洁的毛巾把冰袋包起来，避免弄湿伤口。

⑤患者饮食正常，但过分刺激的食物如过辣、饮酒和熬夜应该避免。

⑥如有不适及时到医院就诊。

⑦按医嘱保质保量完成眼肌训练等，促进眼部功能恢复。

麻醉知情同意书

住院号 / 门诊号：__________

患者姓名：________性别：____年龄：____民族：____身份证号码：____________________

术前诊断：____

拟行手术名称：____

拟行麻醉方式：____

根据手术治疗和诊断检查的需要，患者需进行麻醉。麻醉一般是安全的，但是尽管由于在麻醉前已经采取力所能及的预防措施，由于个体差异也有可能发生麻醉意外和并发症。现告知如下，包括但不限于：

1. 根据麻醉操作常规，按照《中华人民共和国药典》要求，使用各种、各类麻醉药后，患者出现中毒、过敏、高敏、神经毒性等反应，导致休克、严重脏器功能损害、呼吸心跳停止，甚至生命危险。

2. 麻醉时，特别是急症饱腹患者发生胃内容物反流、误吸、喉痉挛、呼吸道梗阻、神经反射性休克和心律失常等而导致重要脏器功能损害，危及生命。

3. 气管插管可引起牙齿脱落，口唇、舌、咽喉、声带、气管和支气管损伤，喉、气管、支气管功能损害。

4. 椎管内麻醉及区域麻醉发生神经、血管、脊髓等组织结构损伤，可能出现全脊髓麻醉、截瘫、椎管内感染、血肿、腰痛、头痛、肢体伤残，甚至呼吸心跳停止等危及生命。

5. 麻醉各种操作可能引起组织出血、神经损伤、创伤、感染、坏死等。

6. 患者本身合并其他疾病或有重要脏器损害者，相关并发症和麻醉危险性显著增加。

7. 可能发生术中知晓和术后回忆。

8. 其他发生率极低或难以预料的意外和并发症，以及其他不可预料的不良后果。

9. 麻醉手术中输血输液可能发生致热源反应、过敏反应、血源性传染病等。

10. 急诊手术麻醉的危险性明显高于择期手术患者，手术室外麻醉操作的危险性明显高于手术室内麻醉的患者。

11. 本麻醉提请患者及家属注意的其他事项：________________________

____

12. 特别约定：____

____

（1）要求术后镇痛。

（2）在患者病情需要时，使用自费麻醉和抢救药品及物品。

（3）麻醉方法的选择和改变由实施麻醉的医师根据病情和手术的需要决定。

我已详细阅读以上内容，对麻醉医师详细告知的可能发生的并发症及各种风险表示完全理解，经慎重考虑，我同意实施麻醉，自行承担由此引起的风险。我明白在实施麻醉期间，在不可预见的情况下，可能需要变更麻醉方案或附加其他操作，我授权麻醉医师在遇有紧急情况时，为保障患者的生命安全实施必要的救治措施，并保证承担全部所需费用。

我知道在麻醉开始之前，我可以随时签署拒绝医疗的意见，以取消本同意书的决定。

签发医师： 委托代理人签字：

或患者（法定代理人）签字：

时间：______年____月__日__时__分

一次性医用高值耗材（贵重药品）使用知情同意书

住院号 / 门诊号：__________

患者姓名：__________性别：________年龄：________科室：__________床号：__________

本人于______年____月___日入院住院治疗，诊断为__________________________。因疾病治疗的需要，拟使用一次性医用高值耗材（贵重药品）名称：________________（品牌：______________，种类：______________，价格：___________元）。

医师已于______年______月_____日向我（们）患方充分说明了使用该一次性医用高值耗材（贵重药品）的必要性、风险性、可能发生的并发症等情况。对于使用该一次性医用高值耗材（贵重药品）的各种疑惑，我（们）已向医生进行了详细的询问，并得到了充分的说明，我（们）自愿选择使用上述一次性医用高值耗材（贵重药品）。

医师签名：　　　　　　　　　　　　　　　　　　　　患方签名：

　　　　　　　　　　　　　　　　　　　　　　　　　与患者关系：

时间：　　年　月　日　时　分　　　　　　　　　　　年　月　日　时　分

眼科植入手术知情同意书

住院号/门诊号：__________

患者姓名：__________性别：________年龄：________科室：__________床号：__________

身份证号：________________________

入院日期：________________________

临床诊断：____

手术同时需要植入或者填充方式如下：

□人工晶体植入	□泪道 U 型硅胶管植入	□泪道硅胶管植入
□硅油眼内填充	□巩膜外硅胶垫压	□义眼台（羟基磷灰石）植入
□惰性气体眼内填充	□人工骨眶壁修补	□青光眼阀植入
□张力环植入	□青光眼引流钉植入	□人工玻璃体植入
□其他		

根据患者的病情，需要进行上述手术治疗。该手术是对于该病的一种治疗手段，一般来说，任何手术和麻醉都存在风险，由于该手术具有创伤性和风险性，因此医师不能保证手术效果。

因个体差异及某些不可预料的因素，术中和术后可能会发生意外和并发症。现告知如下，包括但不限于：

1. 排斥反应：机体对植（注）入物出现排异现象，需要药物治疗，严重者需要取出植（注）入物。

2. 植（注）入失败：因为术中意外或患者个体异常导致无法按计划植（注）入。

3. 植入物异位：因为植入物位置欠佳或患者个体因素导致植入物移位，需要调整或取出，再次植入可能。

4. 术后出血、感染。

5. 其他不可预料的不良后果：____

____

6. 本手术提请患者及家属注意的其他事项：________________________________

告知医生：　　　　　　　　　　　　　时间：　　　年　　月　　日　　时　　分

我已详细阅读以上内容，对医师详细告知的各种风险表示完全理解，经慎重考虑，我决定做此手术。

我明白在该手术中，在不可预见的情况下，可能需要其他附加操作或变更手术方案，我授权医师在遇有紧急情况时，为保障患者的生命及眼球安全实施必要的救治措施，并保证承担全部所需费用。

我知道在此手术开始之前，我可以随时签署拒绝医疗的意见，以取消本同意书的决定。

患方签字：

与患者关系：

时间：______年__月__日__时__分

第九章

其他重要的文书范本

在眼科诊疗过程中，出现患者身故的情况较其他科室相对较少，但仍偶有发生。一旦出现患者病故事件，尤其是由此而来的医疗纠纷投诉，会让鲜少处理该类事件的眼科医疗工作者感到力不从心。此时，及时求助上级医生及报备医务科、留存病例证据就显得非常重要。在本章，编者将分享我院在相关事件处理中的相关记录文书，读者可根据实际情况进行选用。

××× 医院
患者病故通知书

××× 患者家属：

您好！

我们很悲痛且遗憾地告诉您，您的家人______（患者姓名）因________（疾病诊断）在我院诊治，虽然我们的医务人员竭尽全力实施救治，但因患者病情危重，于______年__月__日______时____分，经抢救无效而去世。

根据《解剖尸体规则》的要求，建议患者家属对患者遗体做病理解剖，以明确病理诊断，确定去世原因，既为日后处理相关法律事务提供证据，也为医学科学的发展做出贡献。如果您同意进行遗体解剖，我们表示衷心感谢！如您没有明确表态，视为放弃解剖。

请患者家属誊抄以下内容并签名：

工作人员已将以上事项告知本人，本人知悉并了解。同意解剖或不同意（选择）解剖。

____

特此告知。

告知医师（签名）____________
________年____月____日____时

联系电话：________________

患方签字：________________
__________年____月____日____时
联系地址：________________
____
联系电话：________________

×××医院
尸体解剖检查建议书

尊敬的患者近亲属：

患者__________________于______年______月______日（____时____分）在本院________科病故。由于患者家属对患者的死亡原因存有疑义，为明确患者死因，我院建议对患者进行尸体解剖检查。尸体解剖有助于明确患者的真正死因，明确死因有助于进一步医疗技术鉴定，在医疗鉴定有了明确的结论之后，有利于后续可能发生的纠纷案件的处理。同时，明确死亡原因也有利于患者家属办理其他法律事务。

由于尸体组织容易发生腐败、自溶等，因此尸体解剖受到严格的时间限制。根据《医疗纠纷预防和处理条例》第26条的规定，必须在患者死后48小时内进行，有冻存条件时，可以延长到死后7天。患者家属有决定是否进行尸体解剖的权利，医疗机构仅有建议患者家属尸体解剖的义务，患方可以委派代表观察尸检过程。进行尸检，应当经死者近亲属同意并签字，拒绝签字的，视为死者近亲属不同意进行尸检。不同意或者拖延尸检，超过规定时间，影响对死因判定的，由不同意或者拖延的一方承担责任。

根据《解剖尸体规则》《医疗纠纷预防和处理条例》第23条、第26条的规定，经治医师建议在患者死亡后48小时内由具有尸检资格的机构对其尸体进行解剖检查，请您认真考虑，在24小时内予以决定并答复医院。

请患者近亲属誊抄以下内容并签名：

工作人员已将以上事项告知本人，本人知悉并了解，我同意（不同意、需要考虑）尸检。

____

告知医师（签名）：__________________

________年____月____日____时____分

联系地址：________________________

____

联系电话：________________________

患方签字：________________________

与患者关系：______________________

________年____月____日____时____分

联系地址：________________________

____

联系电话：________________________

本建议书一式两份，一份送达患者近亲属，一份入患者病历档案归档保存。

×××医院
医疗纠纷处理注意事项及患者权利告知书

尊敬的患者或患者近亲属：

您好！

首先，我们就您及您的家人在我院接受医疗服务过程中的不良体验致以诚挚的歉意！就您反映的情况我们将及时予以调查了解，竭诚协助您妥善解决此医疗纠纷。请您认真阅读本告知书，知悉相关事项及您的权利。

1. 本院负责处理医疗纠纷的职能部门是医患关系协调办公室（以下简称医患办），发生医疗纠纷时请您到医患办，就诊疗过程中的问题向医院（*工作人员*）反映，提出建议、意见或者具体要求。

2. 投诉人须填写患者投诉登记表，写明投诉事项并签名（可以由工作人员代填，但投诉人须签名或按指印）；有具体投诉请求的，注意写明患者或者委托投诉人的姓名（名称）、住址、联系方式和请求、事实、理由并签名。非患者本人投诉但有具体投诉要求的，投诉人须出示患者签名的授权委托书及身份证；患者死亡的，其近亲属须出示患者死亡证明，并提供投诉人与患者存在近亲属关系的证明文件（死亡患者近亲属委托代理人的，须出示患者死亡证明，并提供投诉人与患者存在近亲属关系的证明文件和患者近亲属签名的授权委托书）。

3. 医疗机构处理医疗投诉的工作流程如下：

职能部门接到投诉事项，予以登记，记录来访人的姓名（名称）、住址、联系方式和请求、事实、理由，并由来访人进行签名。职能部门将区分情况，分别按下列方式处理：（1）组织相关临床科室进行调查核实；（2）安排专人向患者进行说明解释；（3）提请医院相关委员会讨论；（4）一般情况下 5 ～ 10 个工作日给予患方初步答复。

4. 根据《医疗纠纷预防和处理条例》第 23 条规定，您可以向医疗纠纷人民调解委员会申请调解、卫生行政部门调解，也可以申请相关鉴定，或向人民法院直接提起诉讼。

5. 根据《医疗纠纷预防和处理条例》第 24 条、第 25 条规定，您有权要求封存和复印法律规定的病历资料；有权要求封存与医疗纠纷有关的药品、医疗器械、血液等（现场实物），但要符合被封存物的保存条件予以保管并及时送检。自封存之日起 3 年内患方不提出医疗纠纷处理的，医方可以单方面启封封存件。如患方不表态，视为放弃病历复制、封存及现场实物封存。

6. 根据《医疗纠纷预防和处理条例》第 26 条、第 27 条规定，患者死亡，尸体应立即移放太平间；患者近亲属、法定监护人、委托代理人对患者死因有疑义的，应在 48 小时内决定是否尸检，以便联系解剖单位实施解剖。如患方不表态，视为放弃解剖。

7. 根据《侵权责任法》第 64 条规定，医疗机构及其医务人员的合法权益受法律保护。干扰医疗秩序，妨害医务人员工作、生活的人员，应当依法承担相关法律责任。

请投诉人誊抄以下内容并签名：

工作人员已将以上事项告知本人，本人知悉并了解。

____

×××医院__________（职能部门）

______年___月___日___时___分

联系地址：____________________

____

联系电话：____________________

患方签字：____________________

_______年___月___日___时___分

联系地址：____________________

____

联系电话：____________________

医疗纠纷调解协议书

甲方：________________________医院：______________________________________

地址：________________________联系电话：__________________________________

乙方：______性别：____年龄：________身份证号码：_____________________________

住址：_______________________联系电话：_________________邮政编码：__________

与患者关系：□患者本人　□法定监护人　□委托代理人　□患者近亲属

（如果不是患者本人必须附身份关系证明材料、授权文件；如患者已经死亡，乙方必须为死者的全部合法继承人或者是全体继承人的授权委托人。）

乙方、乙方代表及代理人声明，我代表患者（或享有继承权的全体近亲属）参加本次医疗纠纷协商解决，并自愿达成本调解协议以彻底解决双方之间的所有纠纷。

患者_______（身份证号码：_______________）于____年__月__日至________年__月__日因诊断___________________在甲方门诊或住院治疗（住院病案号或门诊病历号_____________），由于乙方认为在该治疗期间甲方的医疗行为存在过错并造成患者________医疗损害，故双方发生争议医疗纠纷，为了一次性彻底解决该纠纷，现经双方友好协商一致，自愿达成如下协议，以便共同遵守。

一、本调解协议生效（或法院根据本调解书协议出具生效的民事调解书）且乙方患者办理出院手续并离院（或乙方尸体火化）后10日内，甲方同意一次性赔偿（或补偿或支付）乙方共______元（人民币）（_________________大写金额），该费用包括（但不限于）：医疗费、康复费住院伙食补助费、护理及其用品费、误工费、交通费、营养费、住宿餐饮费、伤残赔偿金（或死亡赔偿金）、残疾辅助器具费（或丧葬费）、被抚养人生活费及未成年人的教育费、精神损害抚慰金，以及后续医疗费、后续康复费、后续护理及其用品费（或者乙方因参加患者丧葬事宜支出的交通费、住宿费和误工损失等费用），和乙方因处理此次医疗纠纷所发生的费用等与此次医疗纠纷相关的已经发生的和后续可能发生的所有费用及损失。同时甲方免去乙方拖欠未交的人民币______元（人民币）（________大写金额）医疗费用，但乙方已支付的医疗费甲方无须返还。除此以外，甲方不再支付乙方任何费用及提供任何便利。

二、（该条视情况选用）上述赔偿（或补偿或支付）费用计算依据的相关数据如下：

____________省（市）_______年度在岗职工人均年平均工资：______________元。

____________省（市）_______年度城镇居民年平均可支配性收入：__________元。

____________省（市）_______年度城镇居民年平均消费性支出：____________元。

____________省（市）_______年度农村居民年平均消费性支出：____________元。

上述赔偿（或补偿或支付）费用计算如下（分项）:（略）

三、乙方应当按照甲方的财务流程和手续配合办理相关款项支付手续并出具真实有效的书面收款凭证，否则甲方有权不予支付相关款项。

四、本协议生效后（或甲方支付了本协议约定的款项后），乙方此次在甲方处诊疗产生的所有纠纷全部彻底了结，再无其他争议，乙方不得再以任何事由以任何方式向甲方主张任何权利，或要求任何第三方追究甲方的任何法律责任，并不得从事和散布任何可能影响甲方及其员工的声誉和正常医疗生活秩序的行为和言论。

五、甲乙双方对本调解协议的医疗纠纷及调解内容绝对保密，均不得将本协议的医疗纠纷及调解内容的全部或者部分泄露给第三方，也不得通过媒体或网络等任何形式向社会宣扬。

六、甲方如果违反本协议的约定，应向乙方支付违约金，违约金按照___________计算；乙方如果违反本协议的约定，则乙方应首先无条件退还其依据本协议第一条所取得的全部赔偿（或补偿或支付）款（并补缴其拖欠的医疗费用），然后还应向甲方支付______________________违约金。

七、本调解协议是为一次性处理医疗纠纷而双方协商让步达成，是双方医疗纠纷处理终结的依据，但本协议不能作为认定医院是否存在过错或责任的依据，更不能以本协议作为否认或推翻已有医疗鉴定意见的依据。同时本调解协议系甲乙双方的真实意思表示，不存在欺诈、胁迫、重大误解、显失公平、乘人之危等可能导致协议无效或被撤销及被变更的情形。

八、本协议自甲、乙双方签字或盖章之日起生效。本调解协议书生效后，双方均同意通过司法途径由法院出具民事调解书（或进行司法确认），相关诉讼费用由____方承担，但任何一方拒绝、不配合或法院最终未能出具民事调解书（或进行司法确认）均不影响本协议的生效及法律效力，本协议书对双方仍有法律约束力。

九、本协议一式贰（叁）份，甲、乙双方（法院）各持一份，贰（叁）份协议书具有同等法律效力。

甲方（盖章）：　　　　　　　　　　　　　　乙方：（签字）（患者本人）

医院代表（签名）：　　　　　　　　　　　　（患者父母）

年　月　日　　　　　　　　　　　　　　　（患者配偶）

（患者所有子女）

（委托代理人）

年　月　日

见证人：

本人不是此医疗机构的雇员，与甲方和乙方均无利害关系，我见证了甲乙双方自愿平等协商后自愿签署本协议书。

（见证人签名、联系方式和身份证复印件）

年　月　日

后记

医疗活动是对患者的健康和生命负责的工作。面对患者交付的如此重要的托付，医务人员承受着巨大的心理压力。临床工作又充满着各种苦难和挑战，医务人员在医疗过程中面临各种问题和困惑。尤其是当前愈演愈烈的医疗纠纷，更是让医务人员身心疲惫。在复杂而需要聚精会神地开展医疗工作的过程中还需要面对来自患者的投诉甚至诉讼，这更是加重了医务人员的心理负担。

面对临床医学存在风险的现实，面对患者及其近亲属不了解医学的现实，面对医患不信任、医患关系紧张的现实，笔者一直想写一本让眼科临床医师能够放开手脚开展医疗活动，同时又能对预防医疗纠纷有所助益的书，今天这本书终于完成了，当然是不是能够达到预期目的尚有待于实践的检验。

我们撰写此书过程中得到家人的充分理解和支持，也得到众多老师、朋友、同行无私的帮助，在此我们表示衷心感谢，谢谢您们！

曾流芝　刘　鑫

2020 年 4 月 6 日